CATALOGUE DES LIVRES

DE

MADAME DU BARRY

AVEC LES PRIX

A VERSAILLES, 1771

REPRODUCTION DU CATALOGUE MANUSCRIT ORIGINAL

AVEC DES NOTES ET UNE PRÉFACE

PAR P. L. JACOB, BIBLIOPHILE

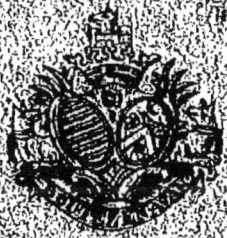

PARIS

AUGUSTE FONTAINE, LIBRAIRE

35, 36 et 37, passage des Panoramas

1874

CATALOGUE DES LIVRES

DE

MADAME DU BARRY

Cent exemplaires numérotés.

Paris. — Typographie Georges Chamerot, rue des Saints-Pères, 19.

CATALOGUE DES LIVRES

DE

MADAME DU BARRY

AVEC LES PRIX

A VERSAILLES, 1771

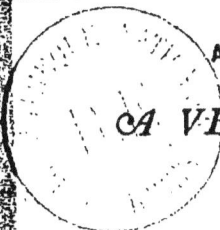

———&———

REPRODUCTION DU CATALOGUE MANUSCRIT ORIGINAL

AVEC DES NOTES ET UNE PRÉFACE

PAR P. L. JACOB, BIBLIOPHILE

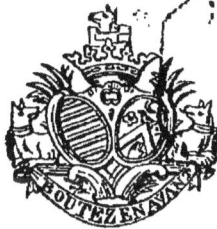

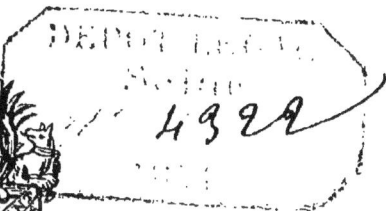

PARIS

AUGUSTE FONTAINE, LIBRAIRE

35, 36 et 37, passage des Panoramas

—

1874

l
une
des
qui
ga
se
lem
pre
C
dite
pui
ave
V
plu
l
cha

BIBLIOTHÈQUE

DE

LA COMTESSE DU BARRY.

Il y aura tout à l'heure un siècle, en 1771, une jeune et belle personne, douée de beaucoup d'esprit naturel, mais qui savait lire à peine et qui n'écrivait pas sans faire une faute d'orthographe à chaque mot, eut l'honnête fantaisie de se donner une bibliothèque, en y consacrant seulement une somme de cinq à six mille francs, presque le prix d'une de ses toilettes.

C'était Marie-Jeanne Gomart de Vaubernier, dite mademoiselle Lange, devenue comtesse depuis le 22 avril 1769, par le fait de son mariage avec le comte Guillaume Du Barry, dit le Roué.

Voici comment lui vint le goût des livres ou plutôt le caprice d'une bibliothèque.

Le roi Louis XV, séduit et dominé par les charmes de cette sirène, qui ne se piquait pas

a

d'avoir appris dans les livres tout ce qu'elle sa
vait, lui accorda un appartement dans le châ
teau de Versailles, et la comtesse, qui avait en
tendu parler de la célèbre Bibliothèque de ma
dame de Pompadour, annonça très-haut qu'ell
ferait aussi transporter au Château sa Bibliothèqu
particulière, quoiqu'elle n'eût pas en sa possessi
plus de vingt volumes, qui étaient des exem
plaires de dédicace ou d'hommage, que les au
teurs courtisans lui avaient déjà offerts.

Elle manda donc secrètement un vieux librai
de Paris, qui *faisait* des bibliothèques à jus
prix, et elle mit cinq mille livres à la dispositio
de cet habile homme, en lui ordonnant de s
hâter et d'envoyer le plus tôt possible à Versaill
une bibliothèque, toute reliée aux armes de D
Barry, avec la fameuse devise : *Boutez en avant*

On se demandait tout bas, à Versailles, quell
pouvait être cette Bibliothèque, dont Louis X
parlait sans cesse, comme pour faire oublier
qui manquait, du côté de l'éducation, à la char
mante comtesse. Il tenait à constater, par là, qu
sa nouvelle maîtresse n'était pas inférieure,
fait d'intelligence, à la marquise de Pompadou
puisqu'elle aimait les lettres comme cette de
nière favorite et qu'elle avait également d
livres pour son propre usage.

— Bon ! disait une méchante langue de la cour ; vous verrez qu'elle possède son Arétin !

Pendant ce temps-là, le digne libraire ne s'amusait pas à la bagatelle ; il avait fait son plan de bataille, c'est-à-dire de bibliothèque ; il achetait des livres d'occasion au rabais, vieux ou nouveaux, et il les expédiait, au fur et à mesure, chez Redon, maître relieur, demeurant rue Chartière, à l'enseigne du Puits-Certain. Tous ces livres étaient reliés, à la hâte, en maroquin rouge, avec filets, dorés sur tranche, et ornés des armes de Du Barry ; car le relieur avait fait fabriquer les fers des armoiries, *en grand* et *en petit*, pour les formats *in-folio* et *in-quarto*, *in-octavo* et *in-douze*.

Cette Bibliothèque improvisée, qui ne devait pas comprendre plus de 1,090 volumes, fut composée de bons livres de morale, de philosophie, de littérature, de voyages et d'histoire ; la poésie, le théâtre, le roman, y avaient la plus large place. Le libraire, en homme de précaution, se crut pourtant autorisé à glisser dans le nombre quelques livres érotiques, qui pourraient égayer les moments perdus de la comtesse : il n'hésita pas à introduire ainsi, chez cette reine de la galanterie, Crébillon fils, représenté par ses romans à la mode : le *Sopha*, la *Nuit et le Moment*, le

Hasard du coin du feu ; l'abbé de Grécourt,
représenté par ses poésies légères ; La Fontaine,
représenté par ses *Contes ;* Dorat, représenté par
ses *Baisers*, etc. Il choisit, avec intention, divers
ouvrages galants qui prêtaient à la circonstance,
tels que l'*Art d'aimer*, poëme traduit d'Ovide,
le *Prix de la beauté ou les Couronnes*, pastorale
de Goudot, etc. Ce fut peut-être par malice qu'il
admit, parmi ces livres, qui prêtaient plus ou
moins à l'allusion, les *Malheurs de l'amour*, de
la marquise de Tencin, l'*Univers perdu et reconquis par l'Amour*, roman mythologique du sieur
de Carné, et l'*Histoire amoureuse des Gaules*,
de Bussy-Rabutin.

Au reste, quand la nouvelle Bibliothèque, au
sortir des mains du relieur, arriva dans l'appartement de la favorite de Louis XV, le bruit se
répandit aussitôt, à la cour, que madame Du
Barry apprenait à lire couramment dans le traité
de Fénelon, intitulé : *Direction pour la conscience
d'un roi*. Ce traité se trouvait réellement parmi
les livres envoyés de Paris, ainsi que l'*Éducation
des Filles*, du même auteur. On y voyait aussi,
avec quelque surprise, le *Catalogue des livres de
madame la marquise de Pompadour !*

Le libraire avait fait les choses en homme
d'esprit, mais la somme de cinq mille francs

tait un peu dépassée. Voici la note de ses dé-
boursés :

Mémoire de ce qu'a coûté la Bibliothèque
de madame la Comtesse :

	livres.	sols.
Achat de 1,068 volumes de toutes grandeurs.	3,008	»
Reliure des 1,068 volumes en maroquin rouge, dorés sur tranche, avec les armes.	2,812	13
Étiquettes des tablettes du cabinet.	18	»
Étiquettes des matières.	9	»
Fers des armoiries en grand et en petit. . .	42	»
Port des livres, de chez le relieur chez moi.	4	»
Huit caisses pour emballer les livres. . . .	36	9
Port de caisses, de chez moi à la messagerie.	4	»
Frais de voiture des caisses, de Paris à Versailles.	37	»
Port desdites caisses, de la messagerie de Versailles au Château..	12	»
	5,980	2

Le libraire avait eu la précaution de joindre, à
la Bibliothèque qu'il se chargea de fournir à for-
ait, un Catalogue-inventaire, dans lequel les livres
étaient d'avance classés, par tablettes, au nombre
de trente-neuf, de manière à prendre place sur-
le-champ dans les armoires, et ce Catalogue, dont
il y avait deux exemplaires écrits à la main et
reliés en maroquin rouge aux armes, comme le
reste de la collection, contenait non-seulement
les titres abrégés des livres, mais encore les prix

a.

d'achat et de reliure. On s'explique pourquoi la comtesse Du Barry se garda bien de faire parade d'un semblable Catalogue, qui révélait l'origine hâtive de sa Bibliothèque et dont l'Avertissement était une maladresse, sinon une perfidie.

Voici cet Avertissement qui figure en tête des deux exemplaires du Catalogue :

« Le prix de tous les livres achetés chez les libraires est à un quart au moins au-dessous du prix commun. Tous les autres auroient été au même prix, s'il n'avoit fallu les acheter à des ventes publiques et payer la reliure qui est devenue inutile.

« Il faut observer qu'il y a dans cette collection plusieurs livres non achevés et dont il faut être attentif à se procurer la suite, du moins, au prix de souscription ; telles sont les Œuvres de Voltaire in-4°, l'*Histoire naturelle du Cabinet du Roy*, par M. de Buffon, l'*Histoire des Voyages*, l'*Histoire de France*, continuée par l'abbé Garnier, les *Vies des Hommes illustres de France*.

« Les livres dont le prix n'est pas marqué dans ce Catalogue sont ceux que madame la comtesse Du Barry avoit déjà.

« Ceux qui sont marqués d'une étoile (*) sont ceux qui seroient nécessaires pour rendre cette collection plus complète et qu'on n'a pu encore

procurer. Il y en a, dans le nombre, quelques-
ns qu'il faut avoir absolument. »

Les livres que Madame la comtesse *avait déjà*
rmaient ensemble à peine vingt-deux volumes
u brochures, dont plusieurs étaient reliés aux
rmes de France, savoir : l'*Explication du Can-
que des Cantiques*, les *Mémoires de Du Barry*
(deux exemplaires en maroquin et en veau), le
ercure de France*, de l'année 1771 ; les *Spec-
cles de la Cour en* 1770, cinq ou six pièces de
éàtre, et l'*Histoire amoureuse de Pierre le Long
de Blanche Bazu*, par Billardon de Sauvigny.

Madame Du Barry paya, sans marchander, et
ouis XV, enchanté du bon goût qui avait pré-
dé au choix de la collection, en rapporta tout
honneur à sa chère comtesse. « La marquise de
ompadour avait plus de livres, disait-il avec
ne sorte d'orgueil, mais ils n'étaient pas si bien
oisis, ni si bien reliés que ceux de la comtesse,
i mériterait d'être nommée notre bibliothé-
ire du château de Versailles. »

Grâce à cette Bibliothèque, madame Du Barry
perfectionna dans la lecture, mais elle ne
ussit point à corriger l'orthographe de ses
res !

La comtesse Du Barry conserva, jusqu'à sa
ort (7 décembre 1793), la Bibliothèque qu'elle

avait rapportée intacte, du château de Versailles, à son pavillon de Luciennes, après la mort de Louis XV; elle y avait fait, d'ailleurs, peu d'augmentations, quoiqu'elle semble avoir eu pour bibliothécaire, en 1789, l'abbé de Margicourt, qui n'était peut-être que son aumônier, mais qui s'occupait de faire relier par Biziaux les nouveaux livres brochés, que des achats ou des dons avaient fait entrer dans la Bibliothèque. On peut estimer ces livres à une centaine de volumes, qui ne furent pas tous reliés en maroquin rouge : on fit alors quelques reliures en maroquin vert et même en veau porphyre, avec les armes de Du Barry sur le dos et non sur les plats des volumes.

Il est donc probable que la Bibliothèque de madame Du Barry, au moment du séquestre suivi de confiscation, se composait de douze à treize cents volumes, sur lesquels on peut aujourd'hui en reconnaître le tiers à la Bibliothèque publique de Versailles ou chez des amateurs. Que sont devenus les huit ou neuf cents volumes dont il nous a été impossible de découvrir la trace? Il y a eu certainement des vols et des dilapidations, à l'époque où les livres furent transférés de Luciennes à Versailles, par ordre de la municipalité du chef-lieu du département de Seine-et-Oise.

Par exemple, on assure qu'on trouva, dans la
Bibliothèque de Luciennes, un très-joli Enfer,
composé des ouvrages les plus libertins, avec les
estampes les moins couvertes, tous reliés aux
armes de la dame de Luciennes et à sa devise :
Boutez en avant. Une partie de ces petits scélé-
rats seraient conservés, dit-on, chez un amateur
de Tours.

Quant à la Bibliothèque formée en 1771, on en
retrouve une partie à la Bibliothèque publique de
Versailles, où elle est entrée révolutionnairement,
comme confisquée par la Nation. J.-A. Le Roi,
conservateur de cette Bibliothèque publique, y a
constaté la présence de 142 ouvrages formant
340 volumes. C'est à peine le tiers des livres que
madame Du Barry possédait au pavillon de Luciennes. Il n'existe chez les amateurs qu'un petit
nombre de volumes aux armes de madame Du
Barry, lesquels se sont vendus à dès prix exces-
sifs, qui ne paraissent pas devoir baisser, et ces
volumes, dont la reliure laisse beaucoup à dési-
rer, ne sont tombés dans la circulation que par
suite d'une vente de doubles, faite, il y a trente
ans, à la Bibliothèque publique de Versailles, en
vertu d'un arrêté de M. le maire de la ville.

Parmi les livres que madame Du Barry avait
acquis depuis la formation de sa Bibliothèque et

qui sont restés à la Bibliothèque publique d(
Versailles, il faut citer, comme curiosité, le
quatorze premiers volumes de la *Correspondanc(*
secrète de Métra, dans lesquels la chroniqu(
scandaleuse des amours de Louis XV est racon-
tée sans réticence et sans ménagements. L'hé-
roïne de ces amours n'avait pas hésité à fair(
relier ces volumes avec ses armes et sa devise.

Par un singulier effet de la destinée des livres,
le Catalogue de la Bibliothèque de madame Du
Barry, les deux exemplaires de ce Catalogue, n(
sont point allés à la Bibliothèque publique de Versailles ; ils sont maintenant conservés parmi les
manuscrits de la Bibliothèque de l'Arsenal, à Paris, sous les n°s 862 *bis* et 872 *ter*, H. F. L'un des
deux Catalogues est la mise au net de l'autre ;
il semble avoir été destiné plus particulièrement
à l'usage de madame Du Barry, qui y a laissé
quelques notes ou plutôt quelques mots de sa
main.

Ce Catalogue se compose de vingt-trois feuillets
comprenant les divisions suivantes, qui corres-
pondaient aux tablettes des armoires, où les livres
étaient rangés sur trois formats : histoire, géo-
graphie, belles-lettres, philosophie et morale,
théâtre français, théâtre étranger, poëtes anciens, poëtes étrangers, politique, théologie,

stoire naturelle, romans anciens, romans étran-
grs, romans français. Le titre général est ainsi
nçu : *Catalogue des livres de madame la com-
se Du Barry, avec les prix. A Versailles*, 1771.
titre est encadré d'une guirlande de fleurs
inte à l'aquarelle, avec une corbeille de fleurs
guise de fleuron. On remarque, dans le cours
Catalogue, plusieurs culs-de-lampe dessinés
la plume et teintés en couleur, notamment,
fol. 7, un Apollon tenant sa lyre, et, au
. 4, le portrait de Louis XV.

P. L. JACOB,

BIBLIOPHILE.

Nota. Nous réimprimons textuellement le Catalogue
libraire qui a formé la Bibliothèque de madame Du
rry, en 1771, et nous lui laissons sa classification et
forme, autant que peut nous le permettre la diffé-
nce de format. Nous avons essayé, dans les notes, de
tablir les titres des ouvrages, en nous efforçant d'in-
quer aussi exactement que possible les éditions que le
raire avait choisies. Nous ajoutons seulement, à cette
construction bibliographique de la Bibliothèque de ma-
me Du Barry, les renseignements que nous avons pu
cueillir sur la présence des livres provenant de cette
bliothèque, dans la Bibliothèque publique de Versailles
dans quelques bibliothèques particulières.
Dans l'Appendice, nous avons réuni, par ordre chro-
logique, les livres qui avaient été omis dans le Cata-

logue du libraire, et ceux qui étaient entrés depuis 17:
jusqu'en 1789 dans la Bibliothèque de Luciennes; nou
nous nous sommes servis, pour faire ce Supplément a
catalogue, des factures du relieur Biziaux, que notr
savant ami, M le baron Pichon, président de la Sociét
des bibliophiles français, a bien voulu nous communi
quer. Il nous a paru convenable de publier ces facture
in extenso, comme pièces justificatives,

Nous ne doutons pas que, par la suite, notre liste sup
plémentaire ne soit bien augmentée, à mesure que le
livres aux armes de madame Du Barry sortiront de
limbes de certaines bibliothèques d'amateurs de pro
vince. Il est même probable que la plupart de ces livre
qui manquent à l'appel, se retrouveront, un jour o
l'autre, dans quelque bibliothèque publique communa
de Seine-et-Oise.

CATALOGUE DES LIVRES

DE

MADAME

LA COMTESSE DU BARRY

———

AVEC LES PRIX.

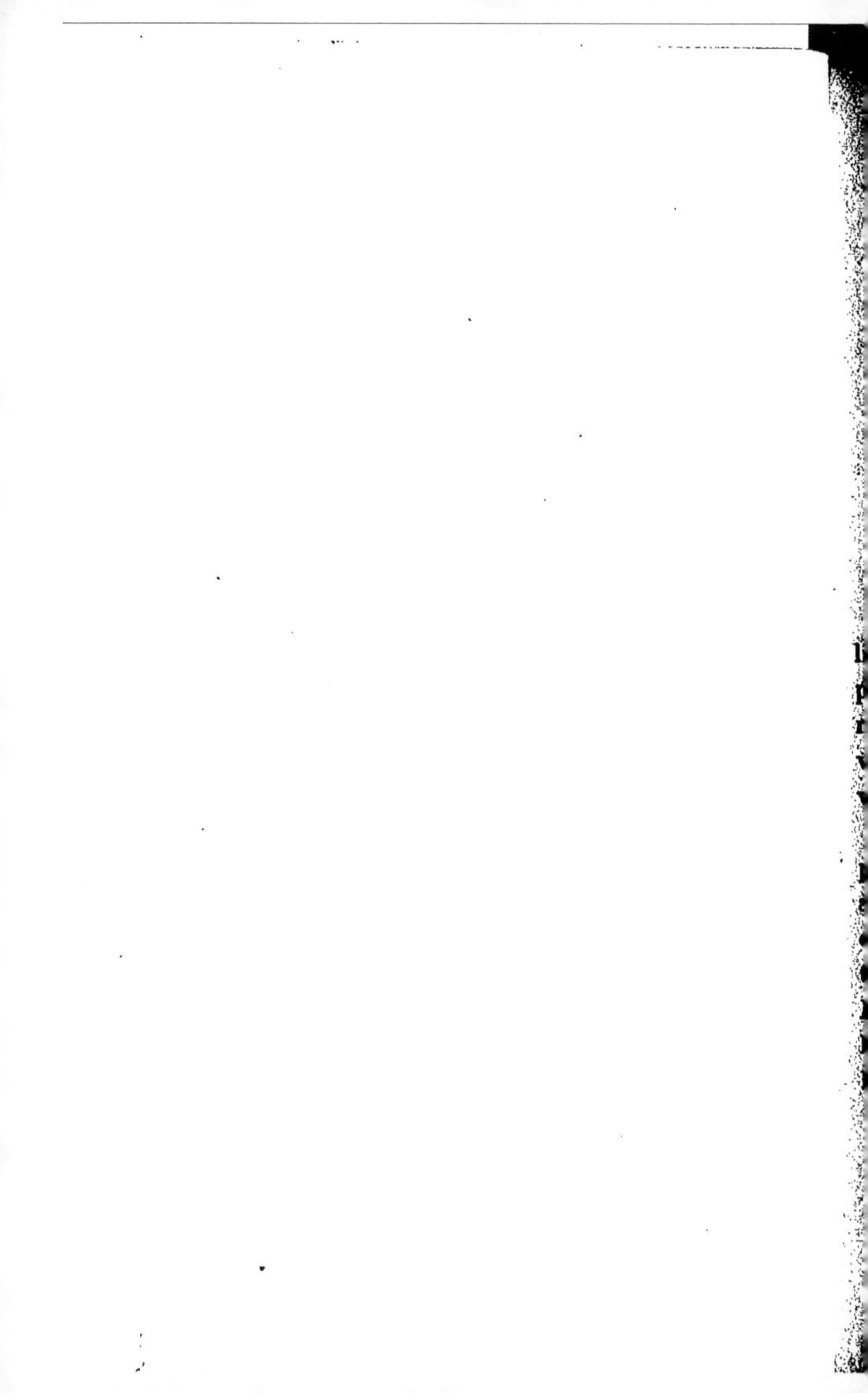

AVERTISSEMENT.

—

Le prix de tous les livres achetés chez les libraires est à un quart au moins au-dessous du prix commun. Tous les autres auroient été au même prix, s'il n'avoit fallu les acheter à des ventes publiques, et payer la reliure qui est devenue inutile.

Il faut observer qu'il y a dans cette collection plusieurs livres, non achevés, et dont il faut être attentif à se procurer la suite, du moins au prix de la souscription : tels sont les *Œuvres* de Voltaire in-4°, l'*Histoire naturelle du Cabinet du Roi*, par M. de Buffon, l'*Histoire des Voyages*, l'*Histoire de France*, continuée par l'abbé Garnier, les *Vies des Hommes illustres de France*.

Les livres dont le prix n'est pas marqué dans

ce Catalogue, sont ceux que Mme la comtesse Du Barry avoit déjà.

Ceux qui sont marqués d'une étoile (*), sont ceux qui seroient nécessaires pour rendre cette collection complette, et qu'on n'a pu encore se procurer. Il y en a dans le nombre quelques-uns qu'il faut avoir absolument.

Les fers ou les armes de Mme la comtesse, gravées en petit et en grand, sont entre les mains de Redon, maître relieur, rue Chartière, au Puits-Certain : il les remettra, sur la première demande ; et si on veut l'employer, il continuera à fournir les reliures au même prix que celles de ce Catalogue, qui est d'un quart au moins au-dessous du prix ordinaire.

CATALOGUE DES LIVRES.

1.

HISTOIRE, IN-12 ET IN-8º.

TABLETTE PREMIÈRE.

HISTOIRE ANCIENNE.

	Vol.	Prix. liv. s.	Reliure. liv. s.
HISTOIRE ANCIENNE, par M. Rollin[1]	14	28 »	31 10
HISTOIRE ROMAINE, par M. Rollin, continuée par M. Crevier[2]	16	32 »	36 »
HISTOIRE DES EMPEREURS ROMAINS, par M. Le Beau[3]	14	28 »	31 10
HISTOIRE DU BAS-EMPIRE, par M. Le Beau[4] . . .	12	24 »	27 »
ABRÉGÉ CHRONOLOGIQUE DE L'HISTOIRE DES JUIFS jusqu'à la prise de Jérusalem, in-8º [5]	1	3 »	2 15
LES DOUZE CÉSARS, traduit du latin, de Suétone, par M. de La Harpe, in-8º [6]	2	6 12	5 10
A reporter. . .	59	121 12	134 5

¹ Histoire ancienne des Égyptiens, des Carthaginois, des Assyriens, des Babyloniens, des Mèdes et des Perses, des Macédoniens et des Grecs, par Rollin. *Paris, Vᵉ Estienne,* 1748, 14 vol. in-12.

² Histoire romaine depuis la fondation de Rome jusqu'à la bataille d'Actium, par Ch. Rollin; continuée par Crévier. *Paris, Vᵉ Estienne,* 1748 ou 1769, 16 vol. in-12.

³ Histoire des empereurs romains depuis Auguste jusqu'à Constantin, par Crévier. *Paris,* 1763, 12 vol. in-12.

⁴ Histoire du Bas-Empire, en commençant à Constantin le Grand, par Ch. Le Beau. *Paris, Crapart,* 1756-67, 12 vol. in-12.

Cette histoire continua depuis à paraître jusqu'au 20ᵉ volume et fut interrompue par la mort de l'auteur, mais Ameilhon reprit l'ouvrage à partir du 21ᵉ volume. En 1789, la comtesse du Barry avait fait acquérir 12 nouveaux volumes, pour compléter son exemplaire (24 volumes), et Bisiaux les relia conformément aux premiers. *Voy.* les reçus du relieur Bisiaux, dans l'Appendice.

⁵ Abrégé chronologique de l'histoire des Juifs jusqu'à la prise de Jérusalem (par Charbuy). *Paris, Chaubert,* 1759, in-8. — *Bibl. de Versailles.*

⁶ Les Douze Césars, traduits du latin de Suétone, par M. de La Harpe. *Paris, Didot l'aîné,* 1770, 2 vol. in-8°.

Cet exemplaire, vendu 245 fr. à la vente des livres du cabinet de M. Léopold Double, a été racheté depuis, au prix de 410 fr., par M. Auguste Fontaine, qui l'a revendu à M. Bordes, de Bordeaux.

	Vol.	Prix. liv. s.		Reliure. liv s.	
Report. . .	59	121	12	134	5
LES IMPÉRATRICES RO-MAINES, ou l'Histoire des intrigues des femmes des douze Césars, par Serviez [7]	3	4	10	6	15
HISTOIRE DE CICÉRON, traduite de l'anglois, de Midleton, par l'abbé Prévôt.	»	»		»	
VIES DES EMPEREURS JU-LIEN ET JOVIEN, par l'abbé de La Bletterie.	»	»		»	
A reporter. . .	62	126	2	141	»

7 Les Impératrices romaines, ou Histoire de la vie et
des intrigues secrètes des femmes des douze Césars, de
celle des empereurs romains, et des princesses de leur
rang, par M. de Serviez. *Paris, Guillyn,* 1758, 3 vol.
in-12. (Catal. des livres de M. le comte H. de Ch***,
1863.)

HISTOIRE.

TABLETTE DEUXIÈME.

HISTOIRE MODERNE.

	Vol.	Prix. liv. s.	Reliure. liv. s.
Report. . .	62	126 2	141 »
HISTOIRE MODERNE DES CHINOIS, JAPONOIS, INDIENS, TURCS, pour servir de suite à l'Histoire ancienne, par l'abbé de Marsy[1]. . .	20	40 »	45 »
HISTOIRE DE L'AFRIQUE ET DE L'ESPAGNE SOUS la domination des Arabes, par M. de Cardonne[2].	3	4 10	6 15
HISTOIRE DES PLANTAGENETS, DES TUDORS, DES STUARTS, traduit de l'anglois, de Hume, par Mme Belot et par l'abbé Prévôt[3]	18	36 »	40 10
HISTOIRE DU DANEMARC, par M. Mallet[4]. . . .	6	9 »	13 10
ANECDOTES ECCLÉSIASTIQUES, de Giannone[5]. .	1	1 5	2 5
A reporter. . .	110	216 17	249 »

Histoire moderne des Chinois, des Japonois, des Indiens, des Persans, des Turcs, des Russes, etc., pour servir de suite à l'Histoire ancienne de Rollin (par l'abbé de Marsy, jusqu'au 12e volume, et ensuite par Richer). Paris, Saillant, 1734 et suiv., 20 vol. in-12. (Continuée depuis jusqu'au 32e volume.)

Les 12 derniers volumes acquis depuis par la comtesse du Barry furent reliés conformes aux premiers, en 1782. Voy. dans l'Appendice les reçus du relieur Bisiaux.

Histoire de l'Afrique et de l'Espagne sous la domination des Arabes, par M. de Cardonne. Paris, Saillant, 1765, 3 vol. in-12. — Bibl. de Versailles.

Histoire de la maison des Stuarts sur le trône d'Angleterre jusqu'au détrônement de Jacques II, trad. de l'angl. de Hume (par l'abbé Prévost). Londres (Paris), 1760, 6 vol. in-12. — Histoire de la maison de Tudor sur le trône d'Angleterre, trad. de l'angl. du même, par Mme B*** (Belot). Amsterdam (Paris), 1763, 6 vol. in-12. — Histoire de la maison de Plantagenet sur le trône d'Angleterre, depuis l'invasion de Jules César jusqu'à l'avénement de Henri VII, trad. de l'angl. du même, par Mme B*** (Belot). Amsterdam (Paris), 1765, 6 vol. in-12.

Histoire du Danemark, par Mallet. Genève (Paris), 1763, 6 vol. in-12.

Anecdotes ecclésiastiques, tirées de l'histoire du royaume de Naples, de Giannone, par Jacques Vernet. Amsterdam, Catuffe, 1753, in-8°. — Bibl. de Versailles.

	Vol.	Prix. liv. s.	Reliure. liv. s.
Report. . .	110	216 17	249 ,
RÉVOLUTIONS DE PORTU-GAL, par l'abbé de Vertot[6].	1	1 5	2 5
RÉVOLUTIONS DE SUÈDE, par le même[7].	2	3 »	4 10
RÉVOLUTIONS D'ITALIE , traduites de l'italien, de Denina[8].	2	3 4	4 10
HISTOIRE DE L'ALLEMA-GNE[9], 2 vol. reliés en	1	4 10	2 15
FASTES du royaume de Pologne et de l'empire de Russie[10].	2	6 »	5 10
ABRÉGÉ CHRONOLOGIQUE de l'Histoire du Nord[11].	2	6 »	5 10
* HISTOIRE DE TAMERLAN, publiée par le père Brumoy	»	»	»
MÉMOIRES du duc d'Os-mond[12].	2	2 10	4 10
A reporter. . .	122	243 6	278 10

⁶ Cet ouvrage de l'abbé Vertot a été réimprimé, en seul volume, six ou huit fois, de 1711 à 1771.

⁷ Histoire des révolutions de Suède, où l'on voit les changements qui sont arrivés dans ce royaume au sujet de la religion et du gouvernement, par l'abbé Vertot; nouv. édit. *Paris, Babuty,* 1753, 2 vol. in-12.

⁸ Ce sont les deux premiers volumes de l'ouvrage suivant, qui venaient de paraître : Histoire des révolutions d'Italie, trad. de l'ital. de Ch. Denina, par l'abbé Jardin. *Paris,* 1771-75, 8 vol. in-12.

⁹ On peut supposer que ce titre désigne l'ouvrage suivant : Histoire d'Allemagne, par le sieur de Prade. *Paris,* 1683, 2 vol. in-12.

¹⁰ Les Fastes du royaume de Pologne et de l'empire de Russie, par Contant Dorville. *Paris, Costard,* 1769, 2 vol. in-8°. — *Bibl. de Versailles.*

¹¹ Abrégé chronologique de l'histoire du Nord ou des états de Danemark, de Russie, de Suède, de Pologne, de Prusse, etc., par Lacombe. *Paris, J.-T. Hérissant,* 1762, 2 vol. in-8°.

¹² Mémoires de la vie de mylord duc d'Osmond, trad. de l'anglois (de Thomas Carte). *La Haye,* 1737, 2 vol. in-12.

2

HISTOIRE.

TABLETTE TROISIÈME.

	Vol.	Prix. liv.	s.	Reliure. liv.	s.
Report. . .	122	243	6	278	
HISTOIRE D'ESPAGNE ET DE PORTUGAL, in-8° [1] . . .	2	6	»	5	
HISTOIRE DE SALADIN [2] . .	2	2	10	4	
VIE D'ÉLÉONOR, reine de Pologne [3]	1	»	12	2	
HISTOIRE POLITIQUE DU SIÈCLE, par Maubert [4] .	2	2	10	4	
DÉMÊLÉS DU PAPE PAUL V avec la République de Venise [5]	1	»	15	2	
HISTOIRE DE LA PAPESSE JEANNE, traduite du latin de Spanheim [6] . . .	2	2	8	4	
HISTOIRE DE L'ÉTABLISSE- MENT DES MOINES MEN- DIANTS [7]	1	»	12	2	
HISTOIRE DE PIERRE LE GRAND [8]	2	2	10	4	
HISTOIRE MILITAIRE DE CHARLES XII, par M. Al- derfeld, avec figures [9] .	3	4	15	6	
A reporter. . .	138	265	18	315	

[1] Abrégé chronologique de l'histoire d'Espagne et de Portugal, commencé par le président Hénault et continué par Lacombe et Macquer. *Paris, Hérissant,* 1765, 5 vol. in-8°.

[2] Histoire de Saladin, sultan d'Égypte et de Syrie, par Marin. *Paris,* 1763, in-12.

[3] Histoire abrégée de la vie d'Éléonore-Marie, archiduchesse d'Autriche, épouse de Charles V et du duc Léopold de Lorraine (par Nic. Frizon). *Nancy, Cusson,* 1725, in-8°. — *Bibl. de Versailles.*

[4] Histoire politique du siècle, par Maubert de Gouvest. *Londres,* 1754, 2 vol. in-12. — *Bibl. de Versailles.*

[5] Histoire du démêlé du pape Paul V avec la république de Venise (trad. de l'ital. par La Borde). *Avignon,* 1759, in-8°.

[6] Histoire de la papesse Jeanne, fidèlement tirée de la dissertation latine de Spanheim (par Jacques Lenfant); nouv. édit. *La Haye,* 1758, 2 vol. in-12.

[7] Histoire de l'établissement des moines mendiants, où l'on traite de l'origine des moines... (attribuée à d'Alembert). *Avignon,* 1767, in-12.

Cet exemplaire, qui a figuré dans la deuxième partie du Catalogue de la bibliothèque de feu Arthur Dinaux, sous le n° 14, ne s'est vendu que 45 fr., malgré l'intérêt qui devait s'attacher à la présence de ce livre hétérodoxe parmi les livres de Mme Dubarry.

[8] Il n'est pas possible de dire quelle est cette édition; l'*Histoire de l'empire de Russie sous Pierre le Grand,* par Voltaire, ayant été réimprimée six ou huit fois, en deux volumes, de 1759 à 1771.

[9] Histoire militaire de Charles XII, roi de Suède, depuis l'an 1700 jusqu'à la bataille de Pultava, écrite par ordre de S. M., par Gust. Adlerfeld (trad. en franç. par Ch. Max. Adlerfeld). *Amsterdam, Wetstein,* 1740, 3 vol. in-12, fig.

	Vol.	Prix. liv. s.	Reliure. liv. s.
Report...	138	265 18	315 10
DICTIONNAIRE HÉRALDIQUE ET GÉNÉALOGIQUE, ouvrage qui fait connaître les principales maisons de l'Europe et surtout du Royaume [10].	7	35 »	19 1
MÉMOIRES DE MONTÉCUCULLI, avec figures [11]. .	1	2 »	2 1
LETTRES DE BUSBEC, avec des notes [12]	3	3 »	6 1
MÉMOIRES pour servir à l'histoire du Brandebourg, par le Roi de Prusse [13].	2	3 »	4 1
LE CHRONOLOGISTE, manuel [14].	1	1 4	1 1
* HISTOIRE DE LA LIGUE DE CAMBRAY	»	»	»
* HISTOIRE DE CHARLES-QUINT, traduite de l'anglois de Robertson, par M. Suard	»	»	»
ANNALES HISTORIQUES, pour 1768 et 1769 [15]. .	1	»	»
A reporter...	153	310 2	350 1

10 Dictionnaire généalogique, héraldique, chronologique et historique des premières maisons de France, par
M. D. L. C. D. B. (La Chesnaye des Bois). *Paris, Duchesne,* 1757-65, 7 vol. in-8°.

11 Mémoires du comte Raimond de Montecuculli, divi-
sés en trois livres; trad. de l'ital. (par Jacq. Adam).
Amsterdam, 1746, 2 part en 1 vol. in-12, fig.

12 Lettres du baron de Busbec, ambassadeur de Fer-
dinand Ier, roi des Romains, etc., auprès de Soliman II,
empereur des Turcs, etc., traduites en françois avec des
notes historiques et géographiques (par l'abbé de Foy).
Paris, Bauche, 1748, 3 vol. in-12. — *Bibl. de Versailles.*

13 On ne peut indiquer l'édition de cet ouvrage qui a
été réimprimé cinq ou six fois, à Berlin et à La Haye,
en 2 volumes in-8° ou in-12, de 1751 à 1771.

14 Le Chronologiste manuel (par Chaudon). *Paris, Le
Roy,* pet. in-12.

15 Annales historiques et périodiques, où l'on donne,
par ordre chronologique, une idée exacte, fidèle et suc-
cincte de tout ce qui s'est passé de plus intéressant dans
le monde depuis le 1er septembre 1768 (par Renaudot).
Paris, Saillant et Nyon, 1771, in-12.

2.

HISTOIRE.

TABLETTE QUATRIÈME.

HISTOIRE DE FRANCE.

	Vol.	Prix. liv.	s.	Reliure. liv.	s.
Report. . .	153	310	2	350	1
HISTOIRE DE FRANCE, par Velly, continuée par Villaret, et ensuite par l'abbé Garnier [1]	20	40	»	45	»
HISTOIRE DE FRANCE, par l'abbé de Choisy, contenant les règnes de saint Louis, de Philippe de Valois, de Jean, de Charles V et Charles VI [2]	4	5	»	9	»
HISTOIRE DE LOUIS XI, par M. Duclos [3]	2	4	»	4	10
HISTOIRE DE FRANÇOIS Ier, par M. Gaillard [4] . . .	8	14	»	18	»
HISTOIRE DE HENRI II, par Lambert [5]	2	2	10	4	10
HISTOIRE DE HENRI IV, par Péréfixe [6]	1	1	10	2	5
HISTOIRE DE LOUIS XIV, par Pellisson [7]	3	3	15	6	15
A reporter. . .	193	380	17	490	1

1 Histoire de France, par l'abbé Velly (continuée par Villaret, jusqu'au règne de Charles VII inclusivement et ensuite par Garnier). *Paris, Desaint*, 1765-1771, 20 vol. in-12.

Garnier a fait paraître depuis dix autres volumes qui vont jusqu'au commencement du règne de Charles IX. La comtesse Du Barry avait fait acquérir ces volumes, car en 1789 elle en faisait relier quatre, les derniers sans doute publiés de 1782 à 1785.

2 Histoire de France sous les règnes de saint Louis, de Philippe de Valois, du roi Jean, de Charles V et Charles VI, par l'abbé de Choisy. *Paris,* 1750, 4 vol. in-12.

3 Histoire de Louis XI, par Duclos. *La Haye,* 1750, 2 vol. in-12. Le 3ᵉ volume, qui contient un *Recueil de pièces justificatives,* a paru séparément, tiré à un plus petit nombre d'exemplaires.

4 Histoire de François Iᵉʳ, roi de France, dit le grand roi et le père des lettres, par Gaillard. *Paris,* 1769, 8 vol. in-12.

5 Histoire de Henri II, roi de France, par l'abbé Lambert. *Paris,* 1752 ou 1755, 2 vol. in-12.

6 Il est impossible de reconnaître cette édition, entre les vingt ou trente éditions en un volume, publiées antérieurement à 1771.

7 Histoire de Louis XIV, depuis la mort du cardinal Mazarin jusqu'à la paix de Nimègue, par Pellisson. (Publ. par l'abbé Lemascrier.) *Paris, Rollin,* 1749, 3 vol. in-12.

	Vol.	Prix. liv. s.		Reliure. liv. s.	
Report. . . .	193	380	17	490	1
JOURNAL DE LOUIS XV, in-8º [8]	1	3	»	2	15
HISTOIRE DE L'ACADÉMIE FRANÇAISE, par Pellisson et par l'abbé d'Ollivet [9]	2	3	»	4	10
HISTOIRE DE SUGER, abbé de Saint-Denys, ministre d'État [10]	3	3	15	6	15
ANNALES POLITIQUES DU RÈGNE DE LOUIS XIV, par l'abbé de Saint-Pierre [11]	2	3	»	4	10
MÉMOIRES DE MARTIN ET DE JOACHIM DU BELLAY, augmentés de ceux de Louise de Savoyé et du maréchal de Fleuranges [12]	7	9	»	15	15
MÉMOIRES DU DUC DE BOUILLON [13]	3	4	4	6	15
HISTOIRE DE LAURENT DE MÉDICIS [14]	1	»	15	2	5
A reporter. . . .	212	407	11	483	6

8 Journal historique ou Fastes du règne de Louis XV, surnommé le Bien-aimé (par le président de Lévy). *Pa-ris, Prault*, 1766, 2 tom. en 1 vol. in-8°.

9 Histoire de l'Académie françoise, par Pellisson et d'Olivet, troisième édition. *Paris, Coignard*, 1743, 2 vol. in-12. — *Bibl. de Versailles.*

10 Histoire de Suger, abbé de Saint-Denis, ministre d'État et régent du royaume sous le règne de Louis le Jeune (par dom Gervaise). *Paris*, 1721, 3 vol in-12.

11 Annales politiques de feu M. Charles-Irénée Castel, abbé de Saint-Pierre, nouvelle édition. *Lyon, Duplais*, 1767, 2 vol. in-12. — *Bibl. de Versailles.*

12 Mémoires sur l'histoire de France depuis 1515 jusqu'en 1547, par Guillaume et Martin du Bellay, publ. avec des notes histor. et critiques et des corrections dans le style, par l'abbé Lambert. *Paris,* 1753, 7 vol. in-12.

13 Mémoires de Federic-Maurice de la Tour d'Auvergne, duc de Bouillon, lieutenant général des armées du roi en Italie, avec quelques particularités de la vie et des mœurs de Henri de la Tour d'Auvergne, vicomte de Turenne (par Jacq. de Langlade). *Paris, Trabouillet,* 1692, in-12.

14 Histoire de Laurent de Médicis (trad. de l'ital. de Nic. Valori, par l'abbé Goujet). *Paris,* 1761, in-12.

HISTOIRE.

TABLETTE CINQUIÈME.

HISTOIRE DE FRANCE.

	Vol.	Prix. liv. s.	Reliure. liv. s.
Report. . . .	212	407 11	483 6
VIES DES HOMMES ILLUS- TRES DE FRANCE, par M. d'Auvigny, conti- nuées par Péreau et ensuite par M. Turpin [1]	26	52 »	58 10
MÉMOIRES DU DUC DE SULLY, rédigés par l'abbé de l'Écluse [2] . .	8	12 »	18 »
MÉMOIRES DU DUC DE RO- HAN [3]	2	4 »	4 10
MÉMOIRES DE PONTIS [4] . .	2	3 »	4 10
MÉMOIRES DE L** (Lenet) [5]	2	3 »	4 10
MÉMOIRES DE MADAME DE MOTTEVILLE, sous la ré- gence d'Anne d'Au- triche [6]	5	9 »	11 5
MÉMOIRES DE FORBIN [7] . .	2	3 »	4 10
MÉMOIRES DU MARÉCHAL DE BERVICK [8]	2	2 10	4 10
CAMPAGNE DE CRÉQUY [9] .	1	» 15	2 5
A reporter. . . .	262	496 16	595 16

1 Vies des hommes illustres de la France, depuis le commencement de la monarchie, par Ducastre d'Auvigny, avec la continuation, par Pérau et Turpin. *Paris*, 1739-57, 26 vol. in-12.

2 Mémoires de Sully, mis en ordre, avec des remarques, par L. D. L. (l'abbé de l'Écluse). *Londres* (*Paris*), 767, 8 vol. in-12.

Cet exemplaire a passé de la bibliothèque de M. La Roche Lacarelle dans celle de M. Ernest Quentin Bauchart.

3 Mémoires du duc de Rohan sur les choses advenues en France, depuis la mort de Henri le Grand jusques à la paix faite avec les Réformés au mois de juin 1629 (ve édit. publ. par l'abbé Goujet). *Amsterdam* (*Paris*), 756, 2 vol. in-12.

4 Mémoires du sieur de Pontis (par Thomas, sieur du Fossé). *Paris, libraires associés,* 1715, 2 vol. in-12.

5 Mémoires de M. L*** (Lenet), conseiller d'État, concernant l'histoire des guerres civiles des années 1649 et suiv. *S. n.* (*Paris, Guérin*), 1729, 2 vol. in-12.

6 Mémoires pour servir à l'histoire d'Anne d'Autriche, épouse de Louis XIII, depuis 1615 jusqu'en 1666, par Mme de Motteville. *Amsterdam, Changuyon,* 1723, 5 vol. in-12.

7 Mémoires du comte de Forbin, chef d'escadre des armées navales de France, publ. par Reboulet. *Amsterdam* (*Paris*), 1730 ou 1740, 2 vol in-12.

8 Mémoires du maréchal de Berwick (par l'abbé de Margon). *Rouen,* 1737 ou 1758, 2 vol. in-12.

9 Campagnes de M. le maréchal de Créquy en 1677, par Carlet de la Rozière. *Amsterdam* (*Paris, Merlin*), 764, in-12.

	Vol.	Prix. liv. s.	Reliure. liv. s.
Report. . .	262	496 16	595 16
MÉMOIRES DE DU BARRY, en maroquin [10]	1	»	»
MÉMOIRES DE DU BARRY, en veau [11]	1	»	»
HISTOIRE DE LOUIS XIV, par l'abbé de Choisy [12].	1	1 10	2 5
COUR DE FRANCE (Mémoires de la), par Mᵐᵉ de la Fayette [13]. .	1	1 4	2 5
HENRIETTE D'ANGLETERRE (Mémoires de), par Mᵐᵉ de la Fayette [14] .	1	1 5	2 5
* MÉMOIRES DE BRANTÔME	»	»	»
*MÉMOIRES DE BASSOMPIERRE.	»	»	»
*MÉMOIRES DE MONTLUC .	»	»	»
* — DE MAROLLES.	»	»	»
* — DE RETZ . . .	»	»	»
* — DE JOLY . . .	»	»	»
* — D'ANGOULÊME.	»	»	»
*JOURNAL DE HENRI III ET DE HENRI IV, par l'Étoile : dernière édition	»	»	»
A reporter. . .	267	500 15	602 11

10 Le Royalisme, ou Mémoires de Du Barry de Saint-Annez et de Constance de Cezelli, sa femme, anecdotes héroïques sous Henri IV, par M. de Limairac. *Paris, Valade,* 1770, in-8°. — *Bibl. de Versailles.*

Cet exemplaire de dédicace, dans sa magnifique reliure dorée à petits fers, par Derome, porte imprimé le nom de l'auteur, qui ne figure pas sur le titre de l'édition. L'épître dédicatoire, en tête de laquelle sont les armes de Mᵐᵉ Du Barry, accompagnées de levrettes enchaînées, est ainsi conçue :

> Madame,
>
> Daignez accueillir avec bonté un hommage public de sentiment et de reconnoissance. Le zèle seul m'a dicté ce petit ouvrage; seul, il ose vous l'offrir. Je sens qu'il est capable d'égarer dans une carrière qui demande des talens. Mais j'espère, Madame, que vos suffrages suppléeront à la médiocrité des miens. Les traits que je développe dans cet essai le rendent digne de paroître sous vos auspices. Ils sont tous puisés dans votre maison; ils retracent la fidélité la plus héroïque de deux sujets, pour le roi : trop heureux si vous voulez bien me pardonner une entreprise au-dessus de mes forces, en faveur du motif qui me l'a inspirée.
>
> Je suis avec un profond respect, Madame, votre très-humble et très-obéissant serviteur,
>
> DE LIMAIRAC.

11 Même ouvrage que le précédent.

12 Mémoires pour servir à l'histoire da Louis XIV, par l'abbé de Choisy (publ. par Camusat). *Bruxelles* ou *Utrecht,* 1727, 2 tom. en 1 vol. in-12.

13 Mémoires de la Cour de France, pour les années 1688 et 1689, par madame la comtesse de La Fayette. *Amsterdam, Bernard,* 1731, in-12. — *Bibl. de Versailles.*

14 Mémoires et histoire de Madame Henriette d'Angleterre, première femme de Philippe de France, duc d'Orléans, par Mᵐᵉ de La Fayette. *Amsterdam,* 1720, in-8°.

HISTOIRE.

TABLETTE SIXIÈME.

HISTOIRE DE FRANCE.

	Vol.	Prix. liv. s.	Reliure. liv. s.
Report. . .	267	500 15	602 11
Mémoires de Mme de Staal [1]	4	6 »	11 »
Souvenirs de Mme de Caylus [2]	1	3 »	2 5
Vie politique et codicille de M. le Maréchal de Belle-Isle [3] . .	1	1 4	2 5
Mémoires et Lettres de Mme de Maintenon [4] . .	12	»	»
Ambassades de Noailles, rédigées par l'abbé de Vertot [5]	5	5 »	11 5
Lettres et Négociations du marquis de Feuquières [6] . . , ...	3	3 »	6 15
Réponse au père Griffet [7]	1	»	»
Mœurs des François [8] 2 vol. reliés en	1	1 10	2 5
A reporter. . .	295	520 9	638 6

[1] Mémoires et œuvres de madame de Staal. *Londres*, 1755, 4 vol. in-12. — *Bibl. de Versailles.*

[2] Souvenirs de madame de Caylus (publ. par Voltaire, avec préface et notes). *Amsterdam (Genève), Jean Robert,* 1770, in-8°.

[3] Vie politique et militaire du maréchal duc de Belle-Isle (par Chevrier). *La Haye,* 1762, in-12. — Testament politique et codicille du maréchal (par le même). *Ibid.,* 1761, in-12.

[4] Mémoires pour servir à l'histoire de madame de Maintenon et à celle du siècle passé (par de la Beaumelle); et Lettres de madame de Maintenon à diverses personnes. *Hambourg,* 1756, 12 vol. pet. in-12.

[5] Ambassades de Mrs de Noailles en Angleterre, rédigées par l'abbé Vertot. (Publ. par Villaret.) *Paris,* 1763, 5 vol. in-12.

[6] Lettres et négociations du marquis de Feuquières, ambassadeur du roi en Allemagne en 1633 et 1634. (Publ. par l'abbé Pérau.) *Amsterdam (Paris, Desaint),* 1753, 3 vol. in-12.

[7] Réponse de M. de Saint-Foix au R. P. Griffet, et Recueil de tout ce qui a été écrit sur le Prisonnier masqué. *Londres et Paris, Ventes,* 1770, in-12.

[8] Usages et mœurs des François, par Poullin de Lumina. *Lyon, Berthaud,,* 1769, 2 vol. in-12. — *Bibl. de Versailles.*

	Vol.	Prix. liv. s.		Reliure. liv. s.	
Report. . .	295	520	9	638	6
MÉMOIRES DE LA FARE [9] .	1	1	10	1	10
— DE LA PORTE [10].	1	1	10	1	10

IN-4°.

	Vol.	Prix. liv. s.		Reliure. liv. s.	
HISTOIRE UNIVERSELLE , par Bossuet , grand papier [11]	1	6	»	6	12
ABRÉGÉ CHRONOLOGIQUE DE L'HISTOIRE DE FRANCE, par le président Hénault, avec figures [12] .	2	30	»	13	4
HISTOIRE CRITIQUE DE L'ÉTABLISSEMENT DE LA MONARCHIE FRANÇOISE, par M. de Boze [13]	3	15	»	19	»
HISTOIRE DE LOUIS XIV, par La Martinière, avec figures [14]	5	25	»	22	4
HISTOIRE DE NAPLES, par Giannone [15]	4	30	»	26	8
HISTOIRE DE LOUIS XIII, par Griffet [16]	3	15	»	19	»
A reporter. . .	315	644	9	748	6

9 Mémoires et réflexions sur les principaux événemens du règne de Louis XIV, par M. L. M. D. L. F. (le marquis de La Fare). *Amsterdam, Bernard (Paris)*, 1734, pet. in-12.

10 Mémoires de M. de La Porte, contenant plusieurs particularités des règnes de Louis XIII et Louis XIV. *Genève*, 1756, in-12.

11 Discours sur l'histoire universelle, depuis le commencement du monde jusqu'à l'empire de Charlemagne, par Bénigne Bossuet (et continuée jusqu'en 1703, par J. de Labarre). *Paris, David*, 1732, in-4°, avec portr.

12 Nouvel Abrégé chronologique de l'histoire de France, par le président Hénault. *Paris, Prault*, 1768, 2 vol in-4°, fig. de Cochin.

13 Histoire critique de l'établissement de la monarchie françoise dans les Gaules, par l'abbé Dubos. *Paris*, 1734, 3 vol in-4°.

14 Histoire de la vie et du règne de Louis XIV, rédigée sur les mémoires du comte de *** (attribuée au jésuite La Mothe, dit de la Hode), publiée par Bruzen de la Martinière. *La Haye, Venduren*, 1740, 5 vol. in-4°, fig. — *Bibl. de Versailles.*

15 Histoire civile du royaume de Naples, par P. Giannone, trad. de l'ital. (par Beddevolle), avec des remarques. *La Haye, Gosse (Genève)*, 1742, 4 vol. in-4°.

16 Histoire du règne de Louis XIII, par le Père Griffet. *Paris, libraires associés*, 1758, 3 vol. in-4°. — *Bibl. de Versailles.*

3.

HISTOIRE.

TABLETTE SEPTIÈME.

	Vol.	Prix. liv. s.		Reliure. liv. s.	
Report. . .	315	644	9	748	6

IN-4°.

HISTOIRE MILITAIRE DE LOUIS LE GRAND, par Quincy , avec tailles-douces[1]	8	61	»	52	16
HISTOIRE DE GUSTAVE ADOLPHE, roi de Suède[2].	1	6	»	6	12
HISTOIRE DE MALTHE, par l'abbé de Vertot, avec les portraits[3]	4	27	»	26	8
PROCÈS-VERBAUX DES CON-FÉRENCES DE RUEL ET DE SAINT-GERMAIN[4] . .	1	3	»	6	12

IN-FOLIO.

LES FABLES DE LA FON-TAINE[5] . . . . , . .	4	300	»	60	»
MÉMOIRES DE PHILIPPE DE COMMINES , édition de Godeffroy, de l'Impri-merie royale[6]	1	12	»		»
A reporter. . .	334	1053	9	900	14

[1] Histoire militaire du règne de Louis le Grand, où l'on trouve un détail de toutes les actions de guerre qui se sont passées pendant le cours de son règne, par le marquis de Quincy. *Paris, Mariette,* 1726, 8 vol. in-4°, avec cartes et plans.

[2] Histoire de Gustave-Adolphe, roi de Suède (par de Mauvillon). *Amsterdam, Chanyuyon,* 1764, in-4°.

[3] Histoire des chevaliers hospitaliers de Saint-Jean de Jérusalem, appelés depuis les chevaliers de Rhodes et aujourd'hui chevaliers de Malte, par l'abbé de Vertot. *Paris,* 1726, 4 vol. in-4°, portr.

[4] Procès-verbal de la Conférence tenue à Ruel jusqu'au dixième de mars, par les députez des Cours souveraines de Paris. *Paris, Colombel,* 1649, in-4°.

[5] Fables choisies de M. de La Fontaine (précéd. de sa Vie, par de Montenault), avec des figures d'après les dessins d'Oudry, par M. Cochin. *Paris, Desaint et Saillant,* 1758 et suiv., 4 vol. in-fol.

[6] Mémoires de Ph. de Commines, contenant les histoires des rois Louis XI et Charles VIII, depuis l'an 1464 jusqu'en 1498, rev. et corr. par Denys Godefroy. *Paris, Impr. roy.,* 1649, in-fol.

	Vol.	Prix.		Reliure.	
		liv.	s.	liv.	s.
Report. . .	334	1053	9	900	14
MONUMENTS DE LA MONAR-CHIE FRANÇOISE , par Montfaucon, avec fig., belles épreuves [7]. . . .	5	120	»	55	»
HISTOIRE DE LOUIS XV. par médailles [8]	1	6	»	6	12
MONUMENS ÉLEVÉS A LA GLOIRE DE LOUIS XV [9] .	»	»		»	
BATAILLES DU PRINCE EU-GÈNE DE SAVOIE, Amsterdam, papier impérial , avec figures , premières épreuves [10] .	3	84	»	45	»
LE CABINET DE CROZAT , grand papier, premières épreuves [11].	2	132	»	30	»
A reporter. . .	345	1395	9	1037	6

7 Les Monumens de la Monarchie françoise, qui comprennent l'histoire de France, avec les figures de chaque règne que l'injure du temps a épargnées, par Bernard de Montfaucon. *Paris, Gandouin*, 1729-33, 5 vol. in-fol., fig.

8 Médailles du règne de Louis XV (par Goddonesche et G. R. Fleurimont). *Paris, s. d.*, gr. in-4º, tiré in-fol. fig.

9 Monumens érigés en France à la gloire de Louis XV, par Patte. *Paris,* 1765, in-fol., fig.

10 Histoire militaire du prince Eugène de Savoie, du prince et duc de Marlborough et du prince de Nassau, par J. Dumont et J. Rousset. *La Haye,* 1729-47, 3 vol. gr. in-fol., fig.

11 Recueil d'estampes d'après les plus beaux tableaux qui sont en France dans le Cabinet du roi, etc. (connu sous le nom de Cabinet Crozat), avec une description historique (par P.-J. Mariette). *Paris,* 1729-42, 2 vol. in-fol. max., fig.

HISTOIRE.

IN-4° ou IN-FOLIO.

	Vol.	Prix. liv. s.	Reliure. liv. s.
Report. . . .	345	1395 9	1037 6
* HISTOIRE DU VICOMTE DE TURENNE, par Ramsay, grand papier, avec fig.	»	»	»
* MÉMOIRES DE DU GUAY-TROUIN, belle édition.	»	»	»
* HISTOIRE DES DERNIÈRES RÉVOLUTIONS D'ANGLE-TERRE, DEPUIS LE RÉ-TABLISSEMENT DE CHARLES II, traduite de l'anglois de Burnet, avec les portraits gravés par Picart	»	»	»
* CAMPAGNES DU MARÉ-CHAL DE SAXE, édition de l'abbé Sallier; de l'Imprimerie royale . .	»	»	»
* HISTOIRE MÉTALLIQUE DE LOUIS XIV; de l'Imprimerie royale, 1723 . .	»	»	»
* LE DICTIONNAIRE HISTO-RIQUE DE MORÉRI, dernière édition de Paris.	»	»	»
A reporter. . . .	345	1395 9	1037 6

GÉOGRAPHIE.

TABLETTE HUITIÈME.

	Vol.	Prix. liv. s.	Reliure. liv. s.
Report. . .	345	1395 9	1037 6
HISTOIRE GÉNÉRALE DES VOYAGES, traduite de l'anglois, par l'abbé Prévôt, avec figures [1] .	76	104 »	171 »
A reporter. . .	421	1499 9	1208 6

[1] Histoire générale des Voyages, ou Nouvelle collection de toutes les relations de voyages par mer et par terre (trad. de l'angl. par l'abbé Prévost, de Querlon et de Surgy). *Paris, Didot,* 1749-1770, 76 vol. in-12, fig. et cartes. Cette édition, considérablement augmentée par Dubois et autres, **a été complétée plus tard par 4 autres volumes.**

NOTA. Le Catalogue présente ici une erreur évidente dans le nombre des volumes reliés, puisque le libraire indique ensuite, comme devant être acquis plus tard, les tomes 49 à 76. On peut donc supposer, d'après toute probabilité, qu'il n'avait fourni que les 48 premiers volumes.

GÉOGRAPHIE.

TABLETTE NEUVIÈME.

	Vol.	Prix. liv. s.		Reliure. liv. s.	
Report. . .	421	1499	9	1208	6
*HISTOIRE GÉNÉRALE DES VOYAGES, depuis le t. XLIX jusqu'au tome LXXVI inclusivement.	»	»		»	
DICTIONNAIRE GÉOGRA-PHIQUE, par Vosgien[1], in-8º.	1	3	»	2	15
DICTIONNAIRE GÉOGRA-PHIQUE DE LA FRANCE[2].	4	6	»	9	»
TABLEAU DE L'EMPIRE OT-TOMAN[3]	1	»	12	1	16
ÉTABLISSEMENT DES AN-GLOIS DANS LES ILES AN-TILLES[4]	1	»	12	2	5
LETTRES SUR LE DANE-MARCK[5]	1	1	»	2	5
*DESCRIPTION DE LA CHINE, par Du Halde, avec figu-res, grand papier . . .	»	»		»	
A reporter. . .	429	1510	13	1226	7

¹ Voy. les premiers volumes de l'ouvrage, à la Tablette précédente.

² Dictionnaire géographique et portatif de la France (par le P. Dominique Magnan). *Paris, Desaint*, 1765, 4 vol. in-8°. — *Bibl. de Versailles.*

³ Tableau de l'empire Ottoman (par l'abbé de la Porte). *Paris, Duchesne*, 1757, in-12.

⁴ Histoire et commerce des Antilles angloises (par Butel Dumont). *S. n. (Paris)*, 1758, in-12. —*Bibl. de Versailles.*

⁵ Lettres sur le Danemark (par Roger). *Genève*, 1758, in-8°.

	Vol.	Prix. liv. s.		Reliure. liv. s.	
Report. . .	429	1510	13	1226	7
*Voyage de Chardin . . .	»	»		»	
*Voyage de Kempfer au Japon	»	»		»	
*Voyage de M. de la Lande, en Italie . . .	»	»		»	
*Voyage de M. de la Condamine, pour mesurer la figure de la terre	»	»		»	
Voyage en Turquie et en Écosse (sic), par Otter[6].	2	3	10	4	10
Essais sur Paris, par M. de Sainte-Foy (sic)[7].	5	7	»	11	5
Lettre de Miladi Montagu (sic) durant ses voyages[8]	1	1	»	2	5
A reporter. . .	437	1522	3	1244	7

⁶ Voyage en Turquie et en Perse, par J. Otter. *Paris*, *Guérin*, 1748, 2 vol. in-12, fig.

⁷ Essais historiques sur Paris, par M. de Saint-Foix, 4ᵉ édit. revue et corrigée. *Paris*, *Duchesne*, 1766, 5 vol. in-12.

⁸ Lettres de Milady Wortley-Montague pendant ses voyages en diverses parties du monde, trad. de l'anglois (par le P. J. Brunet, dominicain). *Londres et Paris*, *Duchesne*, 1763, 2 part. in-12.

BELLES-LETTRES.

TABLETTE DIXIÈME.

	Vol.	Prix. liv.	s.	Reliure. liv.	s.
Report. . . .	437	1522	3	1244	7
ŒUVRES DE FONTENELLE[1]	11	22	»	24	15
ŒUVRES DE SAINT-EVRE-MOND[2]	12	12	»	21	12
ŒUVRES DE L'ABBÉ DE SAINT-RÉAL[3]	8	8	»	14	8
ŒUVRES DE MONTCRIF[4] .	4	6	»	9	»
ŒUVRES DE M. D'AR-NAUD[5]	2	6	»	5	10
ŒUVRES DE DES MAHIS[6] .	1	1	4	1	16
ŒUVRES DE Mme DE LAM-BERT[7]	2	2	10	3	12
MÉLANGES DE MORALE ET DE LITTÉRATURE, par d'Alembert[8]	5	7	10	11	15
DICTIONNAIRE DE LITTÉRA-TURE, in-8°[9]	3	8	1	8	5
A reporter. . . .	485	1595	8	1345	55

1 Œuvres complètes de Fontenelle. *Paris, Brunet,* 1758-66, 11 vol. in-12.

2 Œuvres de Saint-Évremont, avec la Vie de l'auteur, par des Maizeaux. *S. n. (Paris),* 1753, 12 vol. pet. in-12. — *Bibl. de Versailles.*

3 Les Œuvres de l'abbé de Saint-Réal, nouvelle édition, revue, corr., rangée dans un meilleur ordre et augm. *Paris, libr. associés,* 1757, 8 vol. in-12. — *Bibl. de Versailles.*

4 Œuvres de M. de Moncrif. *Paris, Regnard,* 1768, 4 vol. in-12.

5 Œuvres de M. d'Arnaud. *Paris, Lejay,* 1770-71, 2 vol. in-8, fig. d'Eisen.

Ce sont les premiers volumes des *Épreuves du sentiment,* formés de la réunion des nouvelles qui avaient paru séparément de 1767 à 1770, avec de très-belles estampes et vignettes d'après Eisen. Baculard d'Arnaud publia depuis trois autres volumes, de 1772 à 1780.

6 Œuvres diverses de M. Des Mahis. *Genève (Paris),* 1762, in-12.

Il y a plus loin dans le Catalogue un autre exemplaire.

7 Œuvres de Mme la marquise de Lambert, avec un abrégé de sa Vie; nouv. édit. *Paris, Vᵉ Ganeau,* 1761, 2 vol. in-12. — *Bibl. de Versailles.*

8 Mélanges de littérature, d'histoire et de philosophie (par d'Alembert), nouv. édit. *Amsterdam (Paris), Châtelain,* 1767 ou 1770, 5 vol. in-12.

9 Dictionnaire de littérature, par l'abbé Sabatier de Castres. *Paris, Vincent,* 1770, 3 vol. in-8°. — *Bibl. de Versailles.*

4.

	Vol.	Prix.		Reliure.	
		liv.	s.	liv.	s.
Report. . . .	485	1595	8	1345	55
CATALOGUE DES LIVRES DE Mᵐᵉ DE POMPADOUR , avec les prix à la marge, in-8º [10].	1	7	4	»	
LETTRES DE Mᵐᵉ DE SÉVIGNÉ [11]	8	12	»	16	18
LETTRES (*sic*) DE LA MOTTE [12], 11 vol. reliés en. .	10	15	»	24	15
A reporter. . . .	504	1629	12	1386	13

10 Catalogue de la bibliothèque de feue (*sic*) Mme la marquise de Pompadour, dame du palais de la Reine. *Paris, J.-T. Hérissant,* 1765, in-8°.

NOTA. La présence de ce Catalogue dans la bibliothèque de Mme Du Barry est une flatterie de la part du libraire qui l'y avait admis. Nous supposons même que cet exemplaire, dont la reliure n'est pas mentionnée, avait été acquis tout relié en maroquin aux armes de la marquise de Pompadour, ce que semble indiquer le prix élevé du volume.

11 Recueil de lettres de Mme la marquise de Sévigné à Mme la comtesse de Grignan, sa fille. *Paris, Compagnie des libraires,* 1763, 8 vol. in-12. — *Bibl. de Versailles.*

12 Œuvres de Houdard de La Motte. *Paris, Prault,* 1754, 11 vol. in-12.

NOTA. Nous avions d'abord pensé que les *Lettres de La Motte* pouvaient bien être les *Lettres chrétiennes et spirituelles* de Mme Guyon (Jeanne-Marie Bouvières de La Mothe), accompagnées de quelques autres œuvres de cette dame ; mais la présence de ces livres mystiques eût été tout à fait déplacée dans la bibliothèque de la comtesse Du Barry. Le collecteur de la bibliothèque ne se fût pas permis une aussi mauvaise plaisanterie.

BELLES-LETTRES.

TABLETTE ONZIÈME.

	Vol.	Prix. liv. s.	Reliure. liv. s.
Report. . .	504	1629 12	1386 13
ŒUVRES DIVERSES DE PO-PE, trad. de l'anglois [1].	7	10 »	15 15
CONSIDÉRATIONS SUR LES OUVRAGES D'ESPRIT [2] . .	1	» 15	2 5
OBSERVATIONS SUR L'AR-CHITECTURE, par Lau-gier [3].	1	» 12	2 5
ESSAI PHILOSOPHIQUE ET CRITIQUE SUR LE GOÛT, par Cartaud de la Vil-late [4].	•1	» 15	2 5
RÉFLEXIONS SUR LA POÉSIE ET SUR LA PEINTURE, par l'abbé Dubos [5]. . .	3	4 10	6 15
DICTIONNAIRE DE LA FA-BLE, par Chompré [6] . .	1	1 10	1 16
LE CHEF-D'ŒUVRE D'UN INCONNU, par Saint-Hyacinthe [7]	2	3 »	4 10
LA RHÉTORIQUE OU L'ART DE PARLER, par le P. Lamy [8].	1	1 10	2 5
A reporter. . .	521	1652 4	1424 9

¹ Œuvres diverses de Pope, trad. de l'angl. (par différents auteurs et publ. par E. de Joncourt). *Amsterdam, Arsktée et Merckus,* 1754, 7 vol. in-12.

² Considérations sur les ouvrages d'esprit, par Chicaneau de Neuville. *Amsterdam,* 1758, in-12. — *Bibl. de Versailles.*

³ Observations sur l'Architecture, par l'abbé Laugier. *Paris,* 1765, in-12. — *Bibl. de Versailles.*

⁴ Essai historique et critique sur le Goût, par Cartaud de la Villate. *Londres,* 1751, in-12. — *Bibl. de Versailles.*

⁵ Réflexions critiques sur la poésie et la peinture, par l'abbé Dubos; nouv. édit. *Paris, Pissot,* 1755, 3 vol. in-12. — *Bibl. de Versailles.*

⁶ Nous ne savons quelle est cette édition du *Dictionnaire abrégé de la Fable,* par Chompré, qui a été réimprimé dix fois, *à Paris,* de 1740 à 1771.

⁷ Le Chef-d'œuvre d'un inconnu, poëme heureusement découvert et mis au jour, avec des remarques savantes et recherchées, par le docteur Chrysostome Matanasius (Themiseul de Saint-Hyacinthe, aidé de S'Gravesande, Sallengre, Prosper Marchand, etc.); neuvième édition. *Lausanne, Bousquet,* 1758, 2 vol. in-12. — *Bibl. de Versailles.*

⁸ Cet ouvrage a été réimprimé six ou huit fois, en un volume in-12, de 1701 à 1757.

	Vol.	Prix. liv. s.	Reliure. liv. s.
Report. . .	521	1652 4	1424 9
ORAISONS FUNÈBRES DE FLÉCHIER [9]	1	2 »	2 5
ORAISONS FUNÈBRES DE BOSSUET [10]	1	1 10	2 5
PLAIDOYER POUR ET CONTRE J.-J. ROUSSEAU [11] .	1	1 »	2 5
BIBLIOTHÈQUE DE L'ABBÉ GOUJET [12]	18	18 »	40 10
ÉLOGES DE THOMAS, in-8º [13]	1	1 10	2 15
LETTRES DE ROUSSEAU [14].	5	5 »	9 »
VOLTARIANA, OU AMPHIGOURIS SUR M. DE VOLTAIRE, in-8º [15]	1	2 10	2 15
SOIRÉES HELVÉTIENNES [16] .	1	1 10	2 5
GRAMMAIRE GÉNÉRALE [17] .	1	» 15	2 5
PROSODIE FRANÇOISE DE L'ABBÉ D'OLIVET [18] . . .	1	» 15	2 5
LETTRES SECRETTES DE VOLTAIRE, in-8º [19] . . .	1	» 15	2 15
A reporter. . .	553	1687 9	1495 14

⁹ Le Recueil des Oraisons funèbres de Fléchier, en un volume in-12, a été réimprimé une dizaine de fois, de 1705 à 1771.

¹⁰ Recueil d'Oraisons funèbres de Bossuet, nouv. édit. (publ. par l'abbé Lequeux). *Paris, Desaint*, 1762, in-12.

¹¹ Plaidoyer pour et contre Rousseau et le docteur D. Hume, l'historien anglois, avec des anecdotes intéressantes relatives au sujet, ouvrage moral et critique, pour servir de suite aux œuvres de ces deux grands hommes, par Bergerat. *Paris, Dufour*, 1768, in-12. — *Bibl. de Versailles*.

¹² Bibliothèque françoise, ou Histoire de la littérature françoise, par l'abbé Goujet. *Paris, Mariette et Guérin*, 1740-56, 18 vol. in-12.

¹³ Divers Éloges, par Thomas. *Paris, Regnard*, 1763-70, in-8°. — *Bibl. de Versailles*.

¹⁴ Lettres de J.-J. Rousseau sur différents sujets de littérature. *Genève, Barillot*, 1750, 5 vol. in-12. — *Bibl. de Versailles*.

¹⁵ Voltariana, ou Éloges amphigouriques de F.-M. Arouet, sieur de Voltaire, etc., discutés et décidés pour sa réception à l'Académie françoise (par Travenol et Mannory). *Paris*, 1748, in-8°. — *Bibl. de Versailles*.

¹⁶ Soirées helvétiennes, alsaciennes, francomtoises (par le marquis de Pezay). *Amsterdam et Paris*, 1771, in-8°. — *Bibl. de Versailles*.

¹⁷ Grammaire générale et raisonnée (par Cl. Lancelot et Ant. Arnauld, avec des notes par Duclos). *Paris, Prault*, 1754, in-12. — *Bibl. de Versailles*.

¹⁸ Traité de la prosodie françoise, par l'abbé d'Olivet. *Paris, Barbou*, 1767, in-8°. Dans le même volume : Remarques sur Racine, par le même. *Ibid., id.*, 1766. — *Bibl. de Versailles*.

¹⁹ Lettres secrètes de M. de Voltaire, publiées par L.-B. Robinet. *Genève*, 1765, in-8°. — *Bibl. de Versailles*.

PHILOSOPHIE ET MORALE.

TABLETTE DOUZIÈME.

	Vol.	Prix. liv. s.	Reliure. liv. s.
Report...	553	1687 9	1495 14
ESSAIS DE MICHEL DE MONTAIGNE, édition de Coste [1]........	10	12 »	18 »
CARACTÈRES DE LA BRUYÈRE [2]..........	2	4 »	4 10
DE LA SAGESSE, par Charron [3]..........	2	2 10	3 12
RECHERCHE DE LA VÉRITÉ, par le P. Mallebranche [4]..........	4	8 »	9 »
ESSAI DE LOCKE SUR L'ENTENDEMENT HUMAIN, traduit de l'anglois [5]...	4	6 »	9 »
CONSEILS A UNE AMIE, par Mme Pisieulx (sic) [6]..	1	» 15	2 5
PENSÉES DE MYLORD BOLINGBROKE [7]......	1	2 »	2 5
A reporter...	577	1722 14	1544 6

[1] Essais de Montaigne, avec les notes de Coste, nouvelle édition. *Londres, Nourse,* 1769, 10 vol. in-12. — *Bibl. de Versailles.*

[2] Les *Caractères* de La Bruyère ont eu cinq ou six éditions avec les notes de Coste, en 2 vol. in-12, avant 1771. Il est probable que c'est la dernière (*Paris, Guérin,* 1750, 2 vol. pet. in-12), qui figurait ici.

[3] De la Sagesse, par P. Charron. *Paris (Nîmes),* 1768, 2 vol. in-12.

[4] De la Recherche de la vérité, par Mallebranche. *Paris, Durand,* 1762, 4 vol. in-12. — *Bibl. de Versailles.*

[5] Essai philosophique concernant l'entendement humain, par Locke, traduit de l'anglois par Coste. *Amsterdam, aux dépens de la Compagnie,* 1758, 4 vol. in-12. — *Bibl. de Versailles.*

[6] Conseils à une amie, par Mme de P*** (Puisieux). *Paris,* 1749 ou 1750, in-12.

[7] Pensées de milord Bolingbroke sur différents sujets de philosophie et de morale, etc. (recueillies par Prault). *Paris, Prault,* 1771, in-12. — *Bibl. de Versailles.*

	Vol.	Prix. liv. s.		Reliure. liv. s.	
Report . . .	577	1722	14	1544	6
MÉMOIRES DU MARQUIS DE LASSAY, ou Recueil de choses intéressantes [8] .	4	4	»	9	»
L'ÉLOGE DE LA FOLIE, avec figures, in-4⁰ [9]	1	8	6	6	12
MERCURE DE FRANCE, 1771 ET 1772 [10]	13	»		»	
RÉFLEXIONS, SENTENCES ET MAXIMES DE LA HOUSSAYE [11].	1	1	»	1	16
MAXIMES DU DUC DE LA ROCHEFOUCAULT [12] . . .	1	1	10	1	16
*RÉFLEXIONS MORALES DE L'EMPEREUR MARC-AURÈLE.	»	»		»	
*LE MANUEL D'ÉPICTÈTE.	»	»		»	
*ESSAIS DE MORALE ET DE LITTÉRATURE, par l'abbé Trublet.	»	»		»	
*LA RÉPUBLIQUE DES ABEILLES , traduit de l'anglois de Mandeville.	»	»		»	
A reporter. . .	597	1737	10	1563	10

8 Recueil de différentes choses (par le marquis de Lassay; édition mise en ordre par l'abbé Pérau). *Lausanne (Paris)*, 1756, 4 vol. pet. in-8.

9 Éloge de la Folie, trad. du latin d'Érasme (par Gueudeville; revu et publ. par Meusnier de Querlon). *Paris, Hochereau*, 1751, in-8° tiré in-4°, fig. d'Eisen.

10 C'était sans doute un abonnement de deux années, 1771 et 1772, au *Mercure de France*, dont il paraissait 12 volumes par an; car la bibliothèque de Mme Du Barry a été formée en 1771. Le Catalogue indique donc ici la présence de 13 volumes, savoir: 12 pour 1771 et le volume de janvier 1772.

11 Réflexions, sentences et maximes morales, mises en nouvel ordre, avec des notes pratiques et historiques, par Amelot de la Houssaye, nouvelle édition augmentée de maximes chrétiennes. *Paris, Ganeau*, 1754, in-12. — *Bibl. de Versailles*.

12 Il est impossible de savoir quelle est cette édition, les *Maximes* ayant été réimprimées, quinze ou vingt fois, en 1 vol. in-12, jusqu'en 1771.

BELLES-LETTRES. IN-4º ou IN-FOLIO.

TABLETTE TREIZIÈME.

	Vol.	Prix. liv. s.	Reliure. liv. s.
Report. . . .	597	1737 10	1563 10
Œuvres de Voltaire, édition de Genève, grand papier, avec figures [1] .	12	133 »	79 4
Avantures de Télémaque, avec figures [2], 2 vol. reliés en	1	6 12	6 12
Rabelais, édit. d'Amsterdam, avec les figures de Picard [3]	3	30 »	20 6
Œuvres de Montesquieu, grand papier [4]	3	36 »	20 6
Le Droit public en France [5]	1	4 10	6 12
Abrégé du dictionnaire universel de Trévoux [6]	3	30 »	20 6
Poésies de M. de Pompignan, très-belle édition [7]	1	6 »	6 12
Les Œuvres de Regnier, édition encadrée en rouge, in-folio [8]	1	16 »	11 »
A reporter. . . .	622	1999 12	1734 8

1 Collection complète des Œuvres de M. de Voltaire. *Genève*, 1768-1769, 12 vol. in-4°, fig. d'après Gravelot. — Bibl. de l'Arsenal, à Paris, B. L., n° 20714 *bis*.

2 Les Avantures de Télémaque, fils d'Ulysse, par François de Salignac de la Mothe Fénelon, nouvelle édition. *Paris, Estienne*, 1730, 2 tom. en 1 vol. in-4°, fig. d'après Coypel, Cazes et Humblot. — *Bibl. de Versailles.*

3 Œuvres de maître François Rabelais, avec des remarques historiques et critiques de Le Duchat, nouvelle édition ornée de figures, par Bernard Picart. *Amsterdam, J. Bernard*, 1741, 3 vol. in-4°, fig. — *Bibl. de Versailles.*

4 Œuvres de M. de Montesquieu, édition revue et corr. sur les corrections avouées par l'auteur (publ. par Richer). *Londres*, 1767, 3 vol. in-4°.

5 Le Droit public de la France éclairci par les monuments de l'antiquité, etc., par Bouquet. *Paris*, 1756, in-4°.

6 Abrégé du Dictionnaire universel de Trévoux, par Berthelin. *Paris*, 1762, 3 vol. in-4°. — *Bibl. de Versailles.*

7 Poësies sacrées et philosophiques, tirées des livres saints, de M. Le Franc de Pompignan, nouv. édit. augm. *Paris*, 1763, in-4°.

8 Satyres et autres œuvres de Regnier, accompagnées de remarques historiques (de Cl. Brossette); nouvelle édition considérablement augmentée (par Lenglet du Fresnoy). *Londres, Tonson*, 1733, gr. in-4°, pages encadrées. — *Bibl. de Versailles.*

5.

THÉATRES.

THÉATRE FRANÇOIS.

TABLETTE QUATORZIÈME.

	Vol.	Prix. liv. s.	Reliure. liv. s.
Report. . .	622	1999 12	1734 8
ŒUVRES DE PIERRE COR-NEILLE, avec les remarques de M. de Voltaire, édition de Genève et des souscripteurs, avec figures [1]	12	48 »	31 10
CHEFS-D'ŒUVRE DRAMATIQUES DE PIERRE ET DE THOMAS CORNEILLE [2]. .	3	6 »	6 15
ŒUVRES DE RACINE, avec le commentaire de Luneau de Boisgermain et les figures [3].	7	40 »	19 5
A reporter. . .	644	2093 12	1791 18

¹ Théâtre de P. Corneille, avec des commentaires (par Voltaire) et autres morceaux intéressants. *Genève*, 1764, 12 vol. in-8°, fig.

² Les Chefs-d'Œuvre de Pierre et de Thomas Corneille, nouvelle édition, avec les commentaires de Voltaire. *Paris, libraires associés,* 1771, 3 vol. in-12. — *Bibl. de Versailles.*

³ Œuvres de J. Racine, avec des commentaires, par Luneau de Boisgermain (et Blin de Sainmore). *Paris,* 1768, 7 vol. in-8°, fig. de Gravelot.

THÉATRE FRANÇOIS.

TABLETTE QUINZIÈME.

	Vol.	Prix. liv. s.		Reliure. liv. s.	
Report. . .	644	2093	12	1791	18
Œuvres de Regnard : petit papier [1].	4	5	»	7	4
Œuvres de Dancourt : petit papier [2].	12	12	»	21	12
Œuvres de Baron : petit papier [3].	3	3	»	5	8
Œuvres de La Chaussée : petit papier [4].	5	5	»	9	»
* Œuvres de Montfleuri.	»	»		»	
* Œuvres de Campistron.	»	»		»	
* Œuvres de Favart. . .	»	»		»	
Théatre de Brueys et de Palaprat [5].	5	5	»	9	»
Théatre de Piron [6]. . .	3	5	»	6	15
Théatre de La Fosse [7] .	2	2	10	4	10
A reporter. . .	678	2131	2	1855	7

[1] Œuvres de Regnard, nouvelle édition, revue, corrigée et conforme à la représentation (publ. par l'abbé de La Porte). *Paris, libraires associés*, 1770, 4 vol. in-12.

[2] Les Œuvres de théâtre de Dancourt, nouvelle édition. *Paris, libraires associés*, 1760, 12 vol. in-12. — *Bibl. de Versailles*.

[3] Le Théâtre de Baron. *Paris, libraires associés*, 1759, 3 vol. in-12. — *Bibl. de Versailles*.

[4] Œuvres de M. Nivelle de la Chaussée, nouvelle édition (publ. par Sablier). *Paris, Prault*, 1762, 5 vol. in-12. — *Bibl. de Versailles*.

[5] Œuvres de théâtre de MM. Brueys et Palaprat. *Paris, Briasson*, 1755, 5 vol. in-12. — *Bibl. de Versailles*.

[6] Œuvres d'Alexis Piron, avec fig. en taille-douce d'après les dessins de Cochin. *Paris, Duchesne*, 1758, 3 vol. in-12. — *Bibl. de Versailles*.

[7] Œuvres de M. de La Fosse, nouvelle édition, revue et augmentée de ses poésies diverses. *Paris, libraires associés*, 1755, 2 vol. in-12.

THÉATRE FRANÇOIS.

TABLETTE SEIZIÈME.

	Vol.	Prix. liv. s.	Reliure. liv.
Report. . .	678	2131 2	1855
THÉATRE FRANÇOIS, ou Recueil des meilleures pièces de théâtre [1]. . .	12	15 »	27
THÉATRES DE FRANCE [2]. .	3	4 10	6
ŒUVRES DE BOISSY [3]. . .	9	18 »	20
A reporter. . .	702	2168 12	1909

1 Théâtre françois, ou Recueil des meilleures pièces de théâtre. *Paris, P. Gandouin,* 1737, 12 vol. in-12.

2 Recherches sur les théâtres de France, depuis 1161 jusqu'en 1735, par M. de Beauchamps. *Paris, Prault,* 1735, 3 vol. in-8º. — *Bibl. de Versailles.*

3 Théâtre de M. de Boissy. *Paris,* 1758, 9 vol. in-8º.

THÉATRE FRANÇOIS.

TABLETTE DIX-SEPTIÈME.

	Vol.	Prix. liv. s.	Reliure. liv. f.
Report. . .	702	2168 12	1909 7
ŒUVRES DE DESTOUCHES : petit papier [1]	10	10 »	18 »
ŒUVRES DE MARIVAUX [2].	7	14 »	15 15
LE MARIAGE INTERROMPU, comédie en trois actes et en vers [3].	1	»	»
LES ÉTRENNES DE L'A- MOUR, comédie-ballet en un acte [4]	1	»	»
LE TUTEUR DUPÉ, comédie en cinq actes et en prose [5].	1	»	»
A reporter. . .	722	2192 12	1943 2

¹ Œuvres dramatiques de Néricault-Destouches, nouvelle édition. *Paris, Prault,* 1758, 10 vol. in-12. — *Bibl. de Versailles.*

² Œuvres de théâtre de Marivaux ; nouvelle édition. *Paris, Duchesne,* 1748, 5 vol. in-12 avec portr. — Les Comédies de M. Marivaux, jouées sur le théâtre de l'Hôtel de Bourgogne par les comédiens ordinaires du Roi. *Paris, Briasson,* 1732, 2 vol. in-12.

Le second recueil se trouve seul dans la *Bibl. de Versailles.*

³ Le Mariage interrompu, comédie en 3 actes et en vers, par Cailhava. *La Haye et Paris,* 1769, in-8º.

⁴ Les Étrennes de l'Amour, comédie-ballet en un acte, par Cailhava. *Paris, Le Jay et Duchesne,* 1769, in-8º. — Dans le même volume : le Nouveau Marié, opéra-comique en un acte, par le même. *Ibid., id.,* 1770.— *Bibl. de Versailles.*

Exemplaire de dédicace..

En envoyant cet exemplaire à Mᵐᵉ Du Barry, l'auteur écrivit sur la première page les vers suivants :

A Madame la comtesse Du Barry.

Transporté par un songe au haut de l'Empyrée,
J'ai cru voir cette nuit la belle Cythérée,
L'aimable Hébé, le Dieu qu'invoquent les amants,
La tendre Volupté, les Grâces, les Talents,
Qui d'un air satisfait parcouroient mon ouvrage.
Un sourire flatteur m'annonçoit leur suffrage.
J'ai redouté leur fuite à l'instant du réveil ;
Mais je les vois encor, ce n'est pas un mensonge :
Un seul de vos regards réalise mon songe
Et j'étois moins heureux dans les bras du Sommeil.

⁵ Le Tuteur dupé, ou la Maison à deux portes, comédie en 5 actes et en prose, par Cailhava. *Paris,* 1765, in-8ⁿ.

	Vol.	Prix. liv. s.	Reliure. liv. s.
Report. . .	722	2192 12	1943 2
ON NE S'AVISE JAMAIS DE TOUT, et LE DEVIN DU VILLAGE [6].	1	»	»
CASTOR ET POLLUX, opéra [7]	1	»	»
PERSÉE, opéra [8]	1	»	»
SPECTACLE DE FONTAINE-BLEAU, 1769 [9].	1	»	»
SPECTACLES DU ROI, 1770 [10]	2	»	»
LA FÊTE DE FLORE, pastorale [11]	1	»	»
A reporter. . .	729	2192 12	1943 2

6 On ne s'avise jamais de tout, opéra-comique en un acte, en prose mêlée de morceaux de musique, par Sedaine. *Paris, Hérissant,* 1761, in-8º ; ou seconde édition, *Christ. Ballard,* 1762, in-8º.

Le Devin de village, intermède en un acte et en vers, par J.-J. Rousseau. *Paris, P. R. C. Chr. Ballard,* 1770, in-8º.

7 Castor et Pollux, tragédie-opéra en cinq actes et un prologue, représentée le 24 octobre 1737, paroles de Bernard, musique de Rameau. *Paris, Ballard,* 1737, in-4º.

La dernière reprise de cet opéra était celle de 1764.

8 C'est sans doute une réimpression de Persée, tragédie lyrique de Quinault. Cet opéra, retouché par Joliveau et remis au théâtre avec la musique de Lully, avait été représenté à la cour, le jeudi 17 mai 1770, à l'occasion du mariage du Dauphin.

9 Journal des spectacles, représentés devant Sa Majesté sur les théâtres de Choisy et de Fontainebleau, pendant l'année 1769. *Paris, P. R. C. Ballard,* 1769, in-8º, mar. r. fil. tr. d. Armes de France. — *Bibl. de Versailles.*

10 Recueil des fêtes et spectacles donnés devant Sa Majesté à Versailles, à Choisy et à Fontainebleau pendant l'année 1770. (*Paris.*) *P. R. C. Ballard,* 1770, 2 vol. in-8º, mar. r. fil. tr. d. Armes de France. — *Bibl. de Versailles.*

Mme Du Barry avait assisté à ces spectacles de cour.

11 La Fête de Flore, pastorale en un acte (et en vers libres), par le marquis de Saint-Marc. (*Paris.*) *P. R. C. Ballard,* 1770, in-8º.

Cette pastorale, dont la musique était de Trial, fut représentée avec succès, à la cour, en présence de la comtesse Du Barry.

THÉATRE ÉTRANGER.

TABLETTE DIX-HUITIÈME.

	Vol.	Prix. liv. s.	Reliure. liv. s.
Report. . .	729	2192 12	1943 2
THÉATRE DES GRECS, par P. Brunoy (sic)[1]. . . .	6	12 »	13 10
THÉATRE ESPAGNOL, par M. Linguet[2]	4	8 »	9 »
THÉATRE ANGLOIS de Shakespeare (sic)[3].	12	18 »	27 »
A reporter. . .	751	2230 12	1992 12

¹ Le Théâtre des Grecs, par le P. Brumoy. *Paris*, 1749, 6 vol. in-12.

² Théâtre espagnol, traduit en françois (par Linguet). *Paris, de Hansy*, 1770, 4 vol. in-12.

³ Le Théâtre anglois (trad. en prose et en vers, par P.-A. de la Place). *Londres (Paris)*, 1745-49, 8 vol. in-12.

NOTA. Nous croyons qu'on avait joint à ce recueil, pour former 12 volumes, les deux ouvrages suivants :

Choix de petites pièces du Théâtre anglois, trad. des originaux (par Patu). *Paris, Prault,* 1756, 2 vol. in-12.— *Bibl. de Versailles.*

Le Nouveau Théâtre anglois (trad. en prose par Mᵐᵉ Riccoboni). *Paris, Humblot,* 1769, 2 vol. in-12.

Le Tourneur n'avait pas encore commencé à publier sa traduction des œuvres de Shakespeare, dont le premier volume parut seulement en 1776; mais les principales pièces du grand dramaturge anglais se trouvaient imitées, plutôt que traduites, dans le *Théâtre anglois* de La Place.

6.

THÉATRE ÉTRANGER.

TABLETTE DIX-NEUVIÈME.

	Vol.	Prix. liv. s.		Reliure. liv. s
Report. . . .	751	2220	12	1992 12
Opéras de Metastase[1] .	12	12	»	21 12
Histoire de l'Opéra-Comique[2]	2	2	»	4 10
Théatre Italien[3] . . . ,	7	8	»	15 15
Théatres de l'Europe, par Riccoboni[4]	1	1	10	2 5
A reporter. . . .	773	2254	2	2036 14

[1] Tragédies-Opéras de l'abbé Metastasio, traduites en françois par M. C. P. Richelet. *Vienne*, 1751, 12 vol. in-12. — *Bibl. de Versailles*.

[2] Histoire du Théâtre de l'Opéra-Comique (par Desboulmiers). *Paris, Lacombe*, 1769, 2 vol in-12.

[3] Histoire anecdotique du Théâtre italien (par Desboulmiers) *Paris, Lacombe*, 1769, 7 vol. in-12.

[4] Réflexions historiques et critiques sur les différents théâtres de l'Europe, avec les Pensées sur la déclamation, par Louis Riccoboni. *Paris, Guérin*, 1738, in-8º. — *Bibl. de Versailles*.

THÉATRE.

IN-4° ET IN-FOLIO.

TABLETTE VINGTIÈME.

	Vol.	Prix. liv.	s.	Reliure. liv.	s.
Report. . .	773	2254	2	2036	14
ŒUVRES DE MOLIÈRE, édition de Paris, de 1734, avec figures, grand papier [1].	6	86	»	39	12
ŒUVRES DE CRÉBILLON, de l'Imprimerie royale [2]. .	2	18	»	13	4
MUSE HISTORIQUE DE LORET, in-folio [3]	5	40	»	40	»
Au copiste pour avoir écrit à la main les gazettes d'une année [4].	»	10	»	»	
A reporter. . .	786	2408	2	2129	10

1 Œuvres de Molière. (publ. par Marc-Ant. Joly). *Paris, Prault,* 1734, 6 vol. gr. in-4°, fig. de Boucher.

Cet exemplaire en grand papier, avec fig. avant la lettre, aux armes de Mme Du Barry, vaudrait aujourd'hui plus de 6,000 fr.

2 Œuvres de M. de Crébillon. *Paris, Impr. roy.,* 1750, 2 vol. in-4°.

3 La Muse historique, ou Recueil de lettres, en vers, contenant les nouvelles du temps, écrites à S. A. Mme de Longueville, par le sieur de Loret. *Paris, Ch. Chenault,* 1750-64, 5 vol. in-fol. — *Bibl. de Versailles.*

Cet exemplaire, à la reliure de Mme Du Barry, vaudrait aujourd'hui 2 à 3,000 fr., quoique les lettres de l'année 1665 soient manuscrites.

4 Les gazettes ou lettres du 1er janvier 1665 au 28 mars de la même année, copiées par de La Rue, en 1771, sont reliés avec l'exemplaire, où elles remplacent les originaux imprimés. — *Bibl. de Versailles.*

POÉSIE.

POÈTES FRANÇOIS.

TABLETTE VINGT ET UNIÈME.

	Vol.	Prix. liv.	s.	Reliure. liv.	s.
Report. . .	786	2408	2	2129	10
ŒUVRES DE CLÉMENT MA-ROT [1].	2	4	»	3	12
POÉSIES DU ROI DE NA-VARRE [2]	2	3	»	4	10
POÈTES FRANÇOIS DEPUIS VILLON JUSQU'A BENSE-RADE, édition de Cous-telier [3].	9	9	»	20	5
POÉSIES DE MALHERBE, jolie édition, 2 vol. re-liés en [4].	1	3	»	2	15
ŒUVRES DE DES MAHIS [5].	1	1	5	2	15
LE TRÉSOR DU PARNASSE, OU LE PLUS JOLI DES RE-CUEILS [6].	6	6	»	10	»
A reporter. . .	807	2434	7	2173	7

¹ Œuvres de Clément Marot, de Cahors, valet de chambre du roi, revues et augmentées de nouveau. *La Haye, A. Moetjens, 1714, 2 vol. in-12. — Bibl. de Versailles.*

² Les Poésies du roi de Navarre, avec des notes et un glossaire, précédées de l'histoire des révolutions de la langue françoise, depuis Charlemagne jusqu'à saint Louis, d'un discours sur l'ancienneté des chansons françoises et de quelques autres pièces (par Lévesque de La Ravallière). *Paris, Guérin, 1742, 2 vol. in-12. — Bibl. de Versailles.*

³ Sous ce titre assez vague, nous croyons que le libraire a désigné l'ouvrage suivant, auquel il avait ajouté trois volumes des anciens poëtes de la collection Coustelier : Recueil des plus belles pièces des poëtes françois, depuis Villon jusqu'à Benserade, avec la vie de chaque poëte, nouvelle édition avec des augmentations. *Paris, Dessain et Saillant,* 1752, 6 vol. in-12. Deux des trois volumes ajoutés à ce Recueil sont restés à la *Bibl. de Versailles :* les Œuvres de Villon. *Paris, Coustelier,* 1723, in-12 ; la Farce de maître Pathelin, avec son Testament. *Paris, Durand,* 1762, petit in-8º.

⁴ Poésies de Malherbe, rangées par ordre chronologique, avec un discours sur les obligations que la poésie et la langue françoise ont à Malherbe et quelques remarques historiques et critiques (par Lefebvre de Saint-Marc). *Paris, Barbou,* 1767, 2 part. en 1 vol. in-8. portr.

⁵ Œuvres diverses de Des Mahis. *Genève,* 1763, in-12. — *Bibl. de Versailles.*

⁶ Le Trésor du Parnasse, ou le plus joli des recueils (par Couret de Villeneuve et Bérenger). *Londres (Orléans),* 1762, 6 vol. in-12. — *Bibl. de Versailles.*

	Vol.	Prix. liv. s.		Reliure. liv. s.	
Report. . . .	807	2434	7	2173	7
LE PORTEFEUILLE D'UN HOMME DE GOUT [7]. . . .	3	4	»	6	15
ŒUVRES DE JEAN-BAPTISTE ROUSSEAU, d'après l'édition de l'abbé Seguy [8].	4	6	»	9	»
LES POÉSIES DU CARDINAL DE BERNIS [9], 2 vol. en. .	1	3	»	2	15
A reporter. . . .	815	2447	7	2191	17

⁷ Portefeuille d'un homme de goût, ou l'Esprit de nos meilleurs poëtes (par l'abbé de La Porte), nouvelle édition augmentée. *Paris, Delalain*, 1770, 3 vol. in-12.

⁸ Œuvres de Jean-Baptiste Rousseau, nouvelle édition, revue, corrigée et augmentée sur les manuscrits de l'auteur et conforme à l'édition in-4º donnée par M. Séguy. *Bruxelles et Paris, Didot*, 1763, 4 vol. in-12.

Voy. dans l'Appendice une autre édition de J.-B. Rousseau, qui contient les épigrammes libres retranchées dans l'édition de Séguy.

⁹ Œuvres complètes de M. le C. de B*** (cardinal de Bernis), dernière édition. *Londres (Paris)*, 1767, 2 vol. in-12. — *Bibl. de Versailles.*

POÉSIE.

TABLETTE VINGT-DEUXIÈME.

	Vol.	Prix. liv. s.	Reliure. liv. s.
Report. . .	815	2447 7	2191 17
BRÉVIAIRE DE TABLE [1] . .	1	»	»
ANTHOLOGIE FRANÇOISE [2] .	3	»	»
ŒUVRES DE BOILEAU, avec figures [3]	5	52 »	13 »
L'UNIVERS PERDU PAR L'A-MOUR [4], in-8°.	1	1 »	2 15
LA COLOMBIADE [5].	1	» 15	2 15
A reporter. . .	826	2501 2	2210 7

¹ Bréviaire de table, rédigé par Cupidon et Comus, contenant les offices journels, nocturnes, et hymnes en l'honneur de Bacchus et de l'Amour, à l'usage des abbayes et monastères de l'Ordre de Cypris, pour être usité dans le diocèse de Cythère. A *Cocagne, chez les frères Joyeux, rue de la Sensualité, sous les piliers des Plaisirs, au Temple du Goût.* Écrit, notté et dessiné, à Paris, par Sylvestre, en janvier 1770. In-4°, mar. r. fil. tr. d. dentelle, doublé de moire. Armes.

Ce manuscrit curieux, décrit ainsi dans la *Description bibliographique des livres choisis, en tous genres, composant la librairie J. Techener* (Paris, 1855, in-8°, n° 2831), avait été exécuté exprès pour Mᵐᵉ Du Barry; son chiffre se trouve à la page 310, composé de guirlandes de fleurs, au milieu d'une auréole. Il contient les chansons les plus galantes. Il est écrit avec élégance et orné d'entourages de fleurs et de vignettes appropriées au sujet.

² Anthologie françoise, ou Chansons choisies depuis le treizième siècle jusqu'à présent (recueillies par Monet). *S. n. (Paris)*, 1765, 3 vol. in-8°, fig. de Cochin et de Gravelot.

L'exemplaire, cité ici sans prix d'acquisition, était probablement un hommage de l'éditeur Monet, alors en instances pour obtenir la direction d'un grand théâtre; ou de Meusnier de Querlon, auteur du Mémoire sur la Chanson, qui figure dans cette Anthologie françoise.

³ Œuvres complètes de Boileau-Despréaux, avec les remarques de Brossette; nouv. édit. augm. de plusieurs pièces, de remarques et de dissertations critiques, par (Lefebvre) de Saint-Marc. *Paris, David,* 1747, 5 vol. in-8°, fig. de Cochin.

⁴ L'Univers perdu et reconquis par l'Amour, suivi d'Iphis et Amaranthe ou l'Amour vengé (par de Carné). *Amsterdam,* 1758, in-8°. — *Bibl. de Versailles.*

⁵ La Colombiade, ou la Foi portée au Nouveau-Monde, poème, par Mᵐᵉ du Bocage. *Paris, Desaint,* 1756, in-8°, fig. — *Bibl. de Versailles.*

	Vol.	Prix.		Reliure.	
		liv.	s.	liv.	s.
Report. . . .	826	2501	2	2210	7
L'ART D'AIMER [6].	1	1	»	2	5
CONTES DE LA FONTAINE, avec fig., in-8° [7]. . . .	2	54	»	5	10
CONTES DE GUILLAUME VADÉ [8].	1	1	»	2	15
LES GRACES, avec fig. [9] .	1	6	»	2	15
LES BAISERS [10].	1	21	»	2	15
LE PRIX DE LA BEAUTÉ, avec figures [11]	1	3	»	6	12
LES QUATRE PARTIES DU JOUR, avec figures [12]. .	1	3	»	2	15
LES ÉLÉMENTS [13].	1	»	12	2	15
NARCISSE DANS L'ILE DE VÉNUS, avec figures [14].	1	3	»	2	15
LA PEINTURE, poëme de Le Mierre, in-4° [15]. . .	1	5	»	6	12
L'ART DE PEINDRE, par Vatelet, in-4°, fig. [16].	1	46	»	6	12
A reporter. . .	838	2614	14	2254	8

⁰ L'Art d'aimer et le Remède d'amour, traduction d'Ovide (par l'abbé de Marolles). *Amsterdam*, 1757, in-12, fig. d'après Vanloo et Eisen. — *Bibl. de Versailles.*

⁷ C'est incontestablement, comme on en peut juger par le prix d'acquisition (58 fr.), l'édition dite des Fermiers-généraux, avec les figures d'Eisen. *Amsterdam (Paris)*, 1762, 2 vol. in-8º.

Ce bel exemplaire, dont les figures sont découvertes, a passé dans les mains de M. Auguste Fontaine (*Voy.* le Catalogue de sa Librairie, 1872), qui l'a cédé, moyennant 3,000 fr., à M. Alfred Werlé, de Reims.

⁸ Contes de Guillaume Vadé (par Voltaire). *S. n.*, 1768, in-8º. — *Bibl. de Versailles.*

⁹ Les Grâces (précédées d'une dissertation, par l'abbé Massieu, et suivies d'un discours, par le Père André ; recueil publié par de Querlon). *Paris, Prault*, 1760, in-8º, fig. d'après Boucher et Moreau le jeune. — *Bibl. de Versailles.*

¹⁰ Les Baisers, précédés du Mois de mai, poëme, par Dorat. *La Haye et Paris, Lambert*, 1770, in-8º, fig. d'après Eisen. — *Bibl. de Versailles.*

¹¹ Le Prix de la beauté, ou les Couronnes, pastorale en 3 actes et un prologue, avec divertissemens sur des airs choisis et nouveaux (par Gondot). *Paris, Delormel*, 1760, gr. in-8º, fig. — *Bibl. de Versailles.*

¹² Les Quatre Parties du jour, poëme traduit de l'allemand de Zacharie (par Muller). *Paris, Musier*, 1769, in-8º, fig. d'après Eisen. — *Bibl. de Versailles.*

¹³ Les Éléments, poëme (par de La Vergne). *La Haye, Gosse*, 1770, in-8º. — *Bibl. de Versailles.*

¹⁴ Narcisse dans l'île de Vénus, poëme en quatre chants, par Malfilâtre. *Paris, Lejay*, 1769, in-8º, fig. d'après Eisen et Saint-Aubin. — *Bibl. de Versailles.*

¹⁵ La Peinture, poëme en trois chants, par Lemierre. *Paris, Lejay*, 1769, in-4º, fig. d'après Cochin. — *Bibl. de Versailles.*

¹⁶ L'Art de peindre, poëme, avec des réflexions sur les différentes parties de la Peinture, par Watelet. *Paris, Guérin et Delacour*, 1760, gr. in-4º, fig.

7.

POÉSIE.

TABLETTE VINGT-TROISIÈME.

	Vol.	Prix. liv. s.	Reliure. liv. s.
Report. . .	838	2614 14	2254 8
Œuvres de Mme et Mlle Deshouillières [1]. . . .	2	2 »	3 12
Poésies de la Fare [2] . .	1	2 »	1 16
Poésies de Chaulieu [3]. .	2	2 »	3 12
Voyages de Chapelle et de Bachaumont [4]. . . .	1	1 »	1 16
Œuvres de l'abbé de Grécourt [5]	4	7 »	7 4
Fables de Groseiller [6].	1	1 5	1 16
Œuvres de Vergier [7]. .	2	3 »	3 12
Œuvres de Gresset [8]. .	2	3 »	3 12
Poésies de Sans-Soucy [9].	2	2 10	4 10
A reporter. . .	855	2638 9	2285 18

1 Œuvres de madame et de mademoiselle Deshoulières, nouvelle édition. *Paris, libraires associés,* 1754, 2 vol. in-12. — *Bibl. de Versailles.*

2 Poésies du marquis de La Fare (publ. par Lefebvre de Saint-Marc). *Paris,* 1755, in-12.

3 Œuvres de l'abbé de Chaulieu, nouvelle édition (publiée par de Saint-Marc). *Paris, David,* 1757, 2 vol. in-12. — *Bibl. de Versailles.*

4 Il est probable que c'est la petite édition, publiée avec des notes, par Lefebvre de Saint-Marc : *Amsterdam, Zach. Chastelain,* 1751, in-12.

5 Œuvres diverses de M. l'abbé de Grécourt, nouv. édit., soigneusement corrigée et augm. d'un grand nombre de pièces qui n'avoient jamais été imprimées (publ. par Meusnier de Querlon). *Luxembourg (Paris),* 1761 ou 1764, 4 vol. in-12.

6 Recueil de fables nouvelles, en vers françois, par l'abbé Grozelier. *Paris, Desaint et Saillant,* 1760, in-12.

7 Il n'est pas facile de reconnaître cette édition, les Œuvres de Vergier ayant été réimprimées, en 2 vol. in-12, sept ou huit fois, de 1727 à 1752.

8 Il est impossible de savoir quelle est cette édition des Œuvres de Gresset, car ces œuvres ont été réimprimées, en deux volumes in-12, dix ou douze fois avant 1771.

9 Poésie (*sic*) du Philosophe de Sans-Soucy (Frédéric, roi de Prusse), nouvelle édition. *Sans-Soucy (Berlin),* 1760, 2 vol. in-12. — *Bibl. de Versailles.*

POÈTES ANCIENS.

TABLETTE VINGT-CINQUIÈME.

(Il n'y a pas de vingt-quatrième tablette.)

	Vol.	Prix. liv.	s.	Reliure. liv.	s.
Report. . .	855	2638	9	2285	18
L'ILIADE D'HOMÈRE, traduite en vers, par Rochefort, in-8° [1]	2	5	»	5	10
LES ŒUVRES DE VIRGILE, traduites en prose par l'abbé des Fontaines, in-8° [2]	4	8	»	11	»
LA PHARSALE DE LUCAIN, traduite en prose par M. Marmontel, in-8°, fig. [3]	2	10	»	5	10
LES FABLES D'ÉSOPE, avec figures [4]	2	2	10	4	10
LES ŒUVRES D'HORACE, traduites en vers, par différens auteurs [5]. . .	5	7	»	9	»
A reporter. . .	870	2670	19	2321	8

[1] L'Iliade d'Homère, traduite en vers, avec des remarques (par de Rochefort). *Paris, Saillant,* 1766, 2 vol. in-8°. — *Bibl. de Versailles.*

[2] La traduction de Virgile, par l'abbé Desfontaines, a été réimprimée, au moins trois fois, en 4 vol. in-8° ou in-12, de 1743 à 1770.

[3] La Pharsale de Lucain, traduite en françois, par Marmontel. *Paris, Merlin,* 1766, 2 vol. in-8°, avec fig. d'après Gravelot. — *Bibl. de Versailles.*

[4] Les Fables d'Ésope, avec la Vie d'Ésope, trad. du grec de Planude, par l'abbé Bellegarde. *Amsterdam,* 1708, ou *Utrecht,* 1752, 2 vol. in-8°, fig.

[5] Traduction des Œuvres d'Horace, en vers françois, avec des extraits des auteurs qui ont travaillé sur cette matière, et des notes pour l'éclaircissement du texte (publ. par l'abbé Salmon). *Paris, Nyon,* 1752, 5 vol. in-12.

	Vol.	Prix. liv. s.	Reliure. liv. s.
Report. . .	870	2670 19	2324 8
LE PERVIGILIUM VENERIS, et autres pièces tra- duites du latin, par le président Bouhier [6]. .	1	» 15	»
MÉTAMORPHOSES D'OVIDE, traduites par l'abbé Bannier avec figures, 2 vol. rel. en [7].	1	8 »	6 12
LE DECAMERON DE BO- CACE, grand papier [8]. .	5	54 »	13 13
A reporter. . .	877	2733 14	2344 13

⁶ Recueil de traductions en vers françois, contenant le poëme de Pétrone, deux épistres d'Ovide et le *Pervigilium Veneris,* avec des remarques par le président Bouhier. *Paris, Compagnie des libraires,* 1738, in-12. — *Bibl. de Versailles.*

Ce volume rare, que le libraire cote au prix de 15 sols et qu'il n'avait pas fait relier, peut-être par oubli, se retrouve, relié comme les autres, à la Bibliothèque de Versailles.

⁷ Les Métamorphoses d'Ovide, traduites en françois, avec des remarques et des observations historiques, par l'abbé Banier, nouvelle édition. *Paris, Nyon,* 1738, 2 tom. en 1 vol. in-4º, fig. d'après Humblot. — *Bibl. de Versailles.*

⁸ Le Décaméron de Boccace, trad. de l'ital. (par Ant. Le Maçon); nouv. édit. *Londres (Paris),* 1757, 5 vol. in-8º, fig. d'après les dessins de Gravelot.

Cet exemplaire en grand papier, sans doute avec les figures avant la lettre et sans doute aussi avec les figures libres, relié aux armes de Mᵐᵉ Du Barry, vaudrait aujourd'hui plus de 6,000 fr.

POÈTES ÉTRANGERS.

TABLETTE VINGT-SIXIÈME.

	Vol.	Prix. liv. s.		Reliure. liv. s.	
Report. . .	877	2733	14	2341	15
ŒUVRES DE SANS-SOUCY, in-8, gr. papier [1] . . .	3	5	»	8	5
LES NUITS D'YOUNG, in-8°, gr. papier [2]	4	8	»	11	»
LA BOUCLE DE CHEVEUX ENLEVÉE [3]	1	»	18	2	15
PARADIS PERDU DE MILTON, in-8° [4]	3	5	»	8	5
L'ARCADIE DE SANNAZAR [5]	1	»	10	2	5
LA LUSIADE [6]	3	3	»	6	15
POÉSIES DE HALLER [7] . . .	2	3	»	4	10
FABLES ALLEMANDES [8] . . .	1	1	5	1	16
ŒUVRES DE GESNER [9] . . .	2	3	»	4	10
ESSAY SUR L'HOMME DE POPE [10]	1	1	»	2	10
LA JÉRUSALEM DÉLIVRÉE [11]	2	4	»	4	10
LE MESSIE, poëme traduit de l'allemand de Klopstock [12]	2	3	»	4	10
A reporter. . .	902	2771	7	2403	12

1 Œuvres du Philosophe de Sans-Souci. *Au Donjon du Château* (*Berlin*), 1750, 3 vol. in-8º. — *Bibl. de Versailles.*

2 Les Nuits d'Young, suivies des Œuvres diverses du même auteur, traduites de l'anglois par Letourneur, deuxième édition. *Paris, Le Jay,* 1769, 4 vol. in-8º, fig. d'après Eisen. — *Bibl. de Versailles.*

3 Nous sommes en peine de dire si c'est une traduction en vers ou en prose, par Mᵐᵉ de Caylus (*Paris, Lebreton,* 1728, in-12), ou par l'abbé Desfontaines (*Paris, Briasson,* 1738, in-12), ou par Despréaux (*Paris, Thiboust,* 1743, in-12), ou par Marmontel (*Paris,* 1746, in-12), ou enfin par Mercier (*Amsterdam,* 1761, in-8º).

4 Nous ne savons pas si c'est la traduction de Dupré de Saint-Maur (*Paris, Desaint et Saillant,* 1755, 3 vol. in-12) ou celle de Louis Racine (*Paris,* 1755, 3 vol. in-12).

5 L'Arcadie de Sannazar, traduite de l'italien (par Pecquet). *Paris, Nyon,* 1737, in-12. — *Bibl. de Versailles.*

6 La Lusiade, trad. du portugais de Camoens, par Duperron de Castéra. *Paris,* 1735 ou 1768, 3 vol. in-12.

7 Poésies de Haller, trad. de l'allemand (par Tscharner), édition retouchée et augmentée. *Berne, Société typographique,* 1760, 2 vol. in-12. — *Bibl. de Versailles.*

8 Fables allemandes et Contes françois, en vers, avec un Essai sur la Fable, par du Coudray. *Paris, Jarry,* 1770, in-8º. — *Bibl. de Versailles.*

9 Œuvres de S. Gessner, trad. de l'allemand par Huber. *Zurich, Orel,* 1768, 2 vol. in-12. — *Bibl. de Versailles.*

10 Il est impossible de deviner s'il est question de la traduction en prose de Silhouette (*Lausanne,* 1752, in-12) ou de celle de l'abbé Millot (*Lyon, Duplain,* 1761, in-12).

11 Jérusalem délivrée, poëme héroïque du Tasse, traduit en françois, par Mirabaud. *Paris, Barrois,* 1771, 2 vol. in-12. — *Bibl. de Versailles.*

12 Le Messie, poëme en dix chants, traduit de l'allemand de Klopstock (par d'Antelmy, Junker et autres). *Paris, Vincent,* 1769, 2 vol. in-12. — *Bibl. de Versailles.*

POLITIQUE.

TABLETTE VINGT-SEPTIÈME.

	Vol.	Prix. liv. s.		Relure. liv. s.	
Report. . .	902	2771	7	2403	12
PRINCIPES DU DROIT POLITIQUE, par Burlamaqui [1], 2 vol. en	1	1	4	2	5
AUTORITÉ DU CLERGÉ [2]. .	2	2	»	4	10
ESSAI SUR LE COMMERCE, par Melon [3]	1	1	»	2	5
RÉFLEXIONS SUR LES FINANCES, par Dulot (*sic*) [4]. .	2	1	10	4	10
TESTAMENT D'ALBERONI [5].	1	1	10	2	5
CONSIDÉRATIONS SUR LA MARINE DE FRANCE [6]. .	1	»	10	2	5
LE PRINCE DE FRA-PAOLO [7]	1	»	12	2	5
CONSCIENCE D'UN ROI (Direction pour la) [8]. . . .	1	»	12	2	5
A reporter. . .	912	2780	5	2426	2

1 Principes du Droit politique, par Burlamaqui. *Amsterdam*, *Châtelain*, 1751, 2 tom. en 1 vol. in-8°. — *Bibl. de Versailles.*

2 De l'Autorité du Clergé, et du pouvoir du magistrat politique, sur l'exercice des fonctions du ministère ecclésiastique, par Richer. *Amsterdam*, *Arkstée*, 1767, 2 vol. in-12. — *Bibl. de Versailles.*

3 Essai politique sur le Commerce (par Melon), nouvelle édition. *Paris*, 1761, in-12. — *Bibl. de Versailles.*

4 Réflexions politiques sur les Finances et le Commerce (par Dutot). *La Haye*, *Vaillant*, 1754, 2 vol. in-12. — *Bibl. de Versailles.*

5 Testament politique du cardinal Jules Alberoni, recueilli de divers mémoires, etc., de S. E., par M. A. M., trad. de l'ital. par le C. de R. B. M. (composé par Durey de Morsan et publ. par Maubert de Gouvest). *Lausanne*, *Bousquet*, 1753, in-12.

6 Considérations sur la constitution de la Marine militaire de France, par de Secondat. *Londres*, 1756, in-12. — *Bibl. de Versailles.*

7 Le Prince de Fra Paolo, ou Conseils politiques adressés à la Noblesse de Venise, par le P. Paul Sarpi, trad. de l'ital., avec quelques éclaircissemens (par l'abbé de Marsy). *Berlin*, 1751, in-12.

8 Direction pour la conscience d'un roi, pour l'instruction du duc de Bourgogne, par Fénelon (publ. par Prosper Marchand). *La Haye*, *J. Néaulme*, 1747 ou 1748, in-8° ou in-12.

THÉOLOGIE.

TABLETTE VINGT-HUITIÈME.

	Vol.	Prix. liv.	s.	Reliure. liv.	s.
Report. . .	912	2780	5	2426	2
Le Nouveau Testament [1]	1	1	10	2	5
La Vérité de la religion chrétienne, par Abadie [2]	3	4	»	6	15
Pensées de Pascal [3]. . .	1	1	10	2	5
Entretiens d'un Philosophe et d'un Chinois [4]	1	»	10	2	5
Lettres Provinciales [5].	1	1	4	1	16
Explication du Cantique des Cantiques [6]	4	»		»	
Alcoran de Mahomet, avec figures [7]	2	4	»	4	10
A reporter. . .	925	2792	19	2465	18

¹ Il est impossible de savoir quelle est cette traduction du Nouveau Testament.

² Le Traité de la vérité de la religion chrétienne, avec l'art de se connaître, par J. Abbadie, a été réimprimé en 3 volumes in-12, quatre ou cinq fois, de 1701 à 1771.

³ Pensées de Pascal sur la religion et sur quelques autres sujets. *Paris, Desprez*, 1761, in-12. — *Bibl. de Versailles.*

⁴ Entretien d'un philosophe chrétien et d'un philosophe chinois (par Malebranche). *Paris*, 1708, in-12.

⁵ Il est impossible de savoir quelle était cette édition, l'ouvrage ayant été réimprimé, en un volume, dix ou douze fois avant 1771.

⁶ Explication du Cantique des Cantiques, tirée des SS. PP. et des auteurs ecclésiastiques (par Michel Bourdaille). *Paris, Desprez*, 1689, in-12.

⁷ L'Alcoran de Mahomet, traduit de l'arabe, par André du Ryer, sieur de la Garde Malézair, nouvelle édition, revue, corrigée et augmentée des observations historiques et critiques sur le mahométisme, ou traduction du discours préliminaire mis à la tête de la version angloise de l'Alcoran, publiée par Georges Sale. *Amsterdam, Arkstée*, 1770, 2 vol. in-12, fig. — *Bibl. de Versailles.*

8.

HISTOIRE NATURELLE.

TABLETTE VINGT-NEUVIÈME.

	Vol.	Prix. liv. s.		Reliure. liv. s.	
Report. . .	925	2792	19	2465	18
LE SPECTACLE DE LA NA-TURE, avec figures [1] . .	9	22	10	20	5
L'HISTOIRE DU CIEL, avec figures [2]	2	5	»	4	10
A reporter. . .	936	2800	9	2490	13

[1] Le Spectacle de la Nature ou Entretiens sur l'histoire naturelle et les sciences (par l'abbé Pluche); huitième édit. *Paris,* Vᵉ *Estienne,* 1749-50, 9 vol. in-12, fig.

[2] Histoire du Ciel, considéré selon les idées des poëtes, des philosophes et de Moïse, par Noël Pluche. *Paris, Estienne,* 1739, 2 vol. in-12. — *Bibl. de Versailles.*

HISTOIRE NATURELLE.

TABLETTE TRENTIÈME.

	Vol.	Prix. liv. s.	Reliure. liv. s.
Report. . .	936	2800 9	2490 13
HISTOIRE NATURELLE DU CABINET DU ROI, par Buffon, avec figures[1]. .	13	26 »	29 5
A reporter. . .	949	2826 9	2519 18

[1] Histoire naturelle, générale et particulière, avec la description du Cabinet du Roi, par MM. de Buffon et Daubenton. *Paris, Impr. roy.*, 1749 et suiv., 15 vol. in-4°.

C'est là tout ce qui avait paru de cette édition en 1771, et ces 15 volumes, dont les 13 premiers seulement pouvaient se ranger sur la tablette trentième, puisque les deux derniers sont renvoyés à la suivante, contiennent toute l'Histoire naturelle des animaux quadrupèdes, avec 754 planches. On ne s'explique pas l'énorme rabais que ce bel ouvrage, publié par l'Imprimerie royale, avait déjà subi : 30 livres les 15 volumes brochés ! Il faut supposer que l'édition avait été distribuée gratuitement à un grand nombre d'exemplaires.

HISTOIRE NATURELLE.

TABLETTE TRENTE ET UNIÈME.

	Vol.	Prix. liv. s.		Reliure. liv. s.	
Report. . .	949	2826	9	2519	18
SUITE DE L'HISTOIRE DU CABINET DU ROI, par M. de Buffon, avec fi-gures [1].	2	4	»	4	10
DICTIONNAIRE D'HISTOIRE NATURELLE [2].	6	12	»	16	10
MONUMENS DE LA MYTHO-LOGIE [3].	1	1	10	6	12
A reporter. . .	958	2843	19	2547	10

¹ Voy. les premiers volumes de cette édition à la tablette précédente.

² Dictionnaire raisonné d'Histoire naturelle, contenant l'histoire des animaux, des végétaux et des miné-
raux, et celle des corps célestes, des météores et des
autres principaux phénomènes de la Nature, par Val-
mont de Bomare; nouvelle édition, revue et augmentée.
Paris, Lacombe, 1768, 6 vol. in-4° ou in-8°.

³ Monumens de la mythologie et de la poésie des
Celtes et particulièrement des anciens Scandinaves,
pour servir de supplément et de preuves à l'Introduc-
tion à l'histoire du Danemark, par Mallet. *Copenhague,*
Philibert, 1756, in-4°. — *Bibl. de Versailles.*

ROMANS ANCIENS.

ROMANS ÉTRANGERS.

TABLETTE TRENTE-TROISIÈME.

(Il n'y a pas de trente-deuxième tablette.)

	Vol.	Prix. liv. s.	Reliure. liv. s.
Report. . . .	958	2843 19	2547 10
LES AMOURS DE THÉAGÈNE ET DE CHARICLÉE [1] . . .	2	4 »	4 10
LES AMOURS DE DAPHNIS ET CHLOÉ [2]	1	18 »	2 5
LES AMOURS D'ISMÈNE ET D'ISMÉNIAS [3]	1	3 »	2 5
* L'ANE D'OR D'APULÉE. .	1	»	»
DON QUICHOTTE [4]	6	9 »	13 10
HISTOIRE DU CHEVALIER TYRAN LEBLANC [5] . . .	2	4 »	4 10
A reporter. . .	971	2881 19	2574 10

[1] Amours de Théagène et de Chariclée, histoire éthio-
pique (traduite du grec d'Héliodore, par l'abbé de Fon-
tenu). *Londres et Paris, Coustelier*, 1743, 2 vol. in-8°, fig.
« assez licencieuses », dit M. J.-A. Le Roi. — *Bibl. de
Versailles.*

[2] Il est impossible de désigner l'édition, d'une manière
certaine, le roman de Longus, traduit par Amyot, ayant
été réimprimé cinq ou six fois, en un volume in-12, avec
ou sans fig. Cependant le prix d'acquisition, relative-
ment très-élevé pour un seul volume in-12 (18 livres),
nous fait présumer qu'il s'agit d'une des éditions qui furent publiées, de 1718 à 1754, avec la suite de figures
gravées par B. Audran, d'après les dessins du Régent.
Quand ce volume, s'il existe encore, viendra à passer
dans une vente publique, on peut être sûr qu'il attein-
dra le prix de 2 à 3,000 fr.

[3] Les Amours d'Ismène et d'Isménias, par M. de Beauchamps. *La Haye*, 1743, in-12. — Dans le même volume :
Acajou et Zirphile, conte (par Duclos). *Minutie (Paris)*,
1761, in-12, fig. — *Bibl. de Versailles.*

[4] Nous supposons qu'il ne s'agit pas ici de la traduction de Filleau de Saint-Martin (*Paris, Clousier*, 1713-22,
6 vol. in-12), mais de celle de Saint-Hyacinthe, qui avait
effacé complétement la précédente et qui fut réimprimée, quatre ou cinq fois, en 6 volumes in-12, de 1741
à 1771, en Hollande, avec les figures de Folkema et de
Fokke. Le prix d'acquisition (9 livres) annonce une
édition commune.

[5] Histoire du vaillant chevalier Tiran-le-Blanc, trad.
de l'espagnol (par le comte de Caylus). *Londres (Paris)*,
1740, 2 vol. in-8°.

	Vol.	Prix. liv.	s.	Reliure. liv.	s.
Report...	971	2881	19	2574	10
Voyages de Gulliver, avec figures [6]	2	2	»	4	10
Conte du Tonneau, traduit de l'anglois de Jonathan Swift [7]	3	4	»	6	15
Émilie Montague [8]	2	3	»	4	10
L'Étourdie [9]	2	3	»	4	10
A reporter...	980	2893	19	2594	15

 Voyage du cap. Lem. Gulliver, en différents pays éloignés, trad. de l'angl. de Swift, par l'abbé Desfontaines. *Paris, Gabriel Martin, 1727*, 2 vol. in-12, fig.

Ce bel exemplaire, qui faisait partie de la collection de M. Bordes (*Description d'un choix de livres de la bibliothèque d'un Amateur bordelais en 1872. A Bordeaux, pour l'Auteur, in-16, nº 420*), a été cédé à M. Auguste Fontaine, avec toute la collection, et revendu au savant bibliophile le baron de La Roche Lacarelle.

7 Le Conte du Tonneau, par le fameux docteur Swift, contenant tout ce que les arts et les sciences ont de plus sublime et de plus mystérieux, ouvrage traduit de l'anglois (par Van Effen). *La Haye, H. Scheurler, 1757*, 3 vol. in-12. — *Bibl. de Versailles.*

 Histoire d'Émilie Montague, par l'auteur de Julie Mondeville (mistriss Brooke), traduite de l'anglois (par Robinet). *Amsterdam et Paris, Le Jay, 1770*, 4 vol. in-12. — *Bibl. de Versailles.*

 L'Étourdie, ou Histoire de miss Betsi Tatless, traduite de l'anglois (de mistriss Heyvood, par le chevalier de Fleuriau). *Paris, Prault, 1754*, 4 vol. in-12.

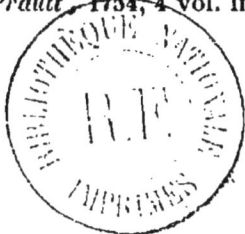

ROMANS ÉTRANGERS.

TABLETTE TRENTE-QUATRIÈME.

	Vol.	Prix. liv. s.	Reliure. liv. s.
Report. . .	980	2893 19	2594 15
PAMÉLA OU LA VERTU RÉ-COMPENSÉE [1].	4	4 »	9 »
HISTOIRE DE CLARISSE [2].	6	15 »	13 10
TOM JONES [3].	4	8 »	9 »
HISTOIRE DE GRANDIS-SON [4].	4	10 »	9 »
HISTOIRE D'AMÉLIE, par Fielding [5].	3	4 10	6 15
A reporter. . .	1001	2935 9	2642 »

[1] Paméla ou la Vertu récompensée, trad. de l'angl. de Richardson (par l'abbé Prévost). *Londres* ou *Amsterdam* (*Paris*), 1742, 4 vol. in-12.

[2] Lettres angloises, ou Histoire de Clarisse Harlowe (trad. de l'angl. de Richardson, par l'abbé Prévost). *Paris*, 1751 ou 1755, 4 vol. in-12.

[3] Histoire de Tom Jones ou l'Enfant trouvé, traduction de l'angl. de Richardson, par de L. P. (La Place). *Londres* (*Paris*), 1750 ou 1767, 4 vol, in-12, fig. de Gravelot.

[4] Nouvelles Lettres angloises, ou Histoire du chevalier Grandisson, trad. de l'angl. de Richardson (par l'abbé Prévost) *Amsterdam* (*Paris*), 1755, 8 tom. en 4 vol. in-12.

[5] Amélie, roman de Fielding, traduit de l'anglois, par Mme Riccoboni. *Paris, Brocas,* 1762, 3 vol. in-12. — *Bibl. de Versailles.*

ROMANS FRANÇOIS.

TABLETTE TRENTE-CINQUIÈME.

	Vol.	Prix. liv. s.	Reliure. liv. s.
Report. . .	1001	2935 9	2642 »
ROMAN COMIQUE, de Scarron [1].	3	3 »	6 15
PRINCESSE DE CLÈVES [2], 2 volumes en.	1	2 »	1 16
ZAYDE, histoire espagnole [3].	2	2 »	3 12
LE PRINCE DE CONDÉ [4]. .	1	1 10	2 5
HISTOIRE DE LA COMTESSE DE GONDÉS [5].	2	3 »	4 10
LE MARQUIS DE CHAVIGNY [6].	1	1 »	2 5
HISTOIRE D'HIPPOLITE COMTE DE DUGLAS [7], 2 volumes reliés en. . .	1	2 »	2 5
LA COMTESSE DE BARRES [8].	1	» 12	1 16
MALHEURS DE L'AMOUR [9].	1	1 10	1 16
A reporter. . .	1014	2952 1	2669 5

[1] Roman comique, par Scarron, nouvelle édition. *Amsterdam, Compagnie des libraires*, 1706, 3 vol. in-12. — *Bibl. de Versailles.*

[2] La Princesse de Clèves (par Segrais et Mme de La Fayette). *Paris,* 1719, 2 vol. in-12.

[3] Zaïde, histoire espagnole (par Segrais et Mme de La Fayette). *Paris,* 1725, 2 vol. in-12.

[4] Le Prince de Condé, par Boursault. *Paris, Nyon.* 1739, in-12. — Dans le même volume : Ne pas croire ce qu'on voit, nouvelle espagnole, par Boursault. *Paris, Lebreton,* 1739. — *Bibl. de Versailles.*

[5] Histoire de la comtesse de Gondez, par M. D. L. (Marguerite de Lussan). *Paris,* 1730 ou 1751, 2 vol. in-12.

[6] Le Marquis de Chavigny, par Boursault. *Paris, Nyon,* 1739, in-12. — *Bibl. de Versailles.*

[7] Histoire d'Hippolyte, comte de Douglas, par Mme d'Aulnoy. *Amsterdam, Lhonoré,* 1769, 2 vol. in-12. — *Bibl. de Versailles.*

[8] Histoire de madame la comtesse Desbarres (par l'abbé de Choisy). *Anvers,* 1735, ou *Bruxelles,* 1736, in-12.

[9] Les Malheurs de l'Amour (par la marquise de Tencin et Pont de Vesle). *Amsterdam et Paris, Prault,* 1746, deux parties en 1 vol. in-12. — *Bibl. de Versailles.*

9.

	Vol.	Prix. liv. s.	Reliure. liv. s.
Report. . .	1014	2952 1	2669 5
AMOURS DE HENRI IV [10].	1	2 »	1 16
HISTOIRE AMOUREUSE DES GAULES [11]	5	7 10	9 »
LE COMTE DE COMINGES, par d'Arnaud [12], in-8°.	1	3 12	2 15
ÉPREUVES DU SENTIMENT [13], 2 vol. en un, avec figures.	1	8 »	2 15
A reporter. . .	1022	2973 3	2685 6

[10] L[o]
lettres
quise
in-12. —

[11] Hi
Bussy
1754, 5

[12] L
drame
comte
Saint-

[13] C
paraît
timen
3 vol.

10 Les Amours de Henri IV, roi de France, avec ses lettres galantes à la duchesse de Beaufort et à la marquise de Verneuil. *Amsterdam*, 1765, 2 part. en 1 vol. in-12. — *Bibl. de Versailles.*

11 Histoire amoureuse des Gaules, par le comte de Bussy Rabutin (et Sandras de Courtilz). *S. n. (Paris)*, 1754, 5 vol. in-12. — *Bibl. de Versailles.*

12 Le Comte de Cominge ou les Amans malheureux, drame, par d'Arnaud; 4e édit. (Suivi des Mémoires du comte de Cominge). *Paris, Le Jay,* 1768, fig. grav. par Saint-Aubin, d'après Restout.

13 Ce sont les deux premiers volumes, qui venaient de paraître, de la collection suivante : les Epreuves du sentiment, par Baculard d'Arnaud. *Paris, Le Jay,* 1771-1775, 3 vol. in-8o, fig. d'Eisen et de Marillier.

ROMANS FRANÇOIS.

TABLETTE TRENTE-SIXIÈME.

	Vol.	Prix. liv. s.	Reliure. liv. s.
Report. . . .	1022	2973 3	2685 6
ANECDOTES DE LA COUR DE PHILIPPE-AUGUSTE, par Mˡˡᵉ de Lussan [1] .	6	9 »	13 10
HISTOIRE DE CLEVELAND [2]	6	9 »	13 10
MÉMOIRES D'UN HOMME DE QUALITÉ [3], 6 vol. en	3	6 »	6 15
MÉMOIRES DE MANON LES-CAUT [4], 2 vol. en . . .	1	2 »	2 5
HISTOIRE D'UNE GRECQUE MODERNE [5].	2	2 »	4 10
ARTÉMISE ET POLYANTHE, nouvelle [6].	1	» 10	2 5
HISTOIRE DE Mˡˡᵉ DE SA-LENS [7].	1	1 4	4 10
A reporter. . . .	1043	3002 17	2732 11

1 Anecdotes de la Cour de Philippe-Auguste (par Mlle de Lussan). *Paris, Ve Pissot*, 1733 ou 1748, 6 vol. in-12.

2 Histoire de M. Cleveland, fils naturel de Cromwel, ou le Philosophe anglois (par l'abbé Prévost). *Londres (Paris)*, 1771, 6 vol. in-12.

3 Mémoires et aventures d'un homme de qualité, qui s'est retiré du monde (par l'abbé Prévost). *Amsterdam, Arkstée*, 1759, 3 vol. in-12. — *Bibl. de Versailles.*

4 Histoire du chevalier des Grieux et de Manon Lescaut (par l'abbé Prévost). *Amsterdam (Paris)*, 1753, 2 vol. in-12, fig. de Pasquier et Gravelot.

5 Histoire d'une Grecque moderne (par l'abbé Prévost). *Paris*, 1741, 2 vol. in-12.

6 Artémise et Poliante, nouvelle, par Boursault. *Paris, Didot*, 1739, in-12.

7 Histoire de Mademoiselle de Salens (par Mme de Lintot). *La Haye (Paris)*, 1740, 2 vol. in-12.

ROMANS FRANÇOIS.

TABLETTE TRENTE-SEPTIÈME.

	Vol.	Prix. liv. s.	Reliure. liv. s.
Report. . . .	1043	3002 17	2732 11
MÉMOIRES DU COMTE DE GRAMMONT [1]	2	2 »	3 12
ŒUVRES D'HAMILTON [2] .	4	4 »	7 4
AVANTURES DE GIL-BLAS DE SANTILLANE [3]	4	4 »	7 4
LE DIABLE BOITEUX [4] . . .	3	3 »	5 8
HISTOIRE DE Mme DE LUZ [5]	1	1 10	1 16
VIE DE MARIANNE [6] . . .	4	5 »	7 4
LE PAYSAN PARVENU [7] .	2	4 10	4 10
HISTOIRE AMOUREUSE DE PIERRE LE LONG [8] . .	1	»	»
A reporter. . . .	1064	3026 17	2769 9

[1] Mémoires du comte de Grammont, par le comte A. Hamilton. *Paris*, 1760, in-12. — *Bibl. de Versailles*.

[2] Œuvres diverses du comte Antoine Hamilton. *S. l. (Paris)*, 1762, in-12.

Cet exemplaire, de l'édition originale, décrit sous le n° 210 du Catalogue des livres de M. Léopold Double, a été vendu 260 fr.

Quant aux trois autres volumes, qui complétaient les Œuvres d'Hamilton, ce sont ses trois contes : le Bélier, les Quatre Facardins et Fleur d'épine (*Paris, J.-F. Josse,* 1730, 3 vol. in-12).

[3] Ce célèbre roman de Le Sage a été réimprimé, en 4 volumes, une dizaine de fois, à Paris et à l'étranger, de 1729 à 1771.

[4] Le Diable boiteux, par Le Sage ; nouvelle édition, augmentée d'une Journée des Parques et des Béquilles du Diable boiteux (par l'abbé Bordelon). *Paris, Musier,* 1765, 3 vol. in-12.

Cet exemplaire, qui figure dans le Catalogue des livres du cabinet de M. Léopold Double, a reparu à la vente des livres rares de la librairie de L. Potier (n° 1426), où il fut acheté, par M. Lebœuf, 905 fr.

[5] Histoire de Madame de Luz, anecdote du règne de Henri IV, par Duclos. *La Haye, de Hondt,* 1744, 2 parties en 1 vol. in-12. — *Bibl. de Versailles*.

[6] Vie de Mariane, ou les Aventures de la comtesse de....., par Marivaux. *Paris, Prault,* 1742, 12 part. en 4 vol. in-12, fig. Réimprimé sous différentes-dates.

[7] Le Paysan parvenu, par Marivaux, publié en 1735, a été réimprimé plusieurs fois avant 1771.

[8] Histoire amoureuse de Pierre le Long et de sa très-honorée dame Blanche Bazu (par Billardon de Sauvigny). *Londres (Paris),* 1765, in-8°, fig.

ROMANS FRANÇOIS.

TABLETTE TRENTE-HUITIÈME.

	Vol.	Prix. liv. s.	Reliure. liv. s.
Report. . .	1064	3026 17	2759 9
LETTRES DE LA MARQUISE DE ** AU COMTE DE **, par Crébillon [1], 2 vol. en	1	1 5	2 5
TANZAY ET NÉADARNÉ [2].	2	3 »	3 12
LE SOPHA [3].	2	3 »	3 12
LE HAZARD DU COIN DU FEU [4].	1	1 10	1 16
LA NUIT ET LE MOMENT [5].	1	1 10	1 16
CONTES MORAUX DE MARMONTEL, avec figures [6].	3	8 »	6 15
MISS JENNY [7]	2	3 »	4 10
LETTRES DE LA COMTESSE DE SANCERRE [8].	1	1 10	2 5
HISTOIRE DU MARQUIS DE CRESSY [9].	1	1 10	2 5
LETTRES DE FANNY [10]. .	1	1 10	2 5
LETTRES DE MILADI CATESBI [11]	1	1 10	2 5
A reporter. . .	1080	3054 2	2802 15

¹ Lettres de la marquise de M** au comte de R** (par Crébillon fils). *La Haye, Scheurler,* 1746, in-12. — *Bibl. de Versailles.*

² Tanzaï et Néadarné, histoire japonoise (par Crébillon fils). *Pékin,* 1743, 2 vol. in-12, fig. licencieuses. — *Bibl. de Versailles.*

³ Le Sopha, conte moral (par Crébillon fils). *S. n. (Paris),* 1745 ou 1749, 2 vol. in-12.

⁴ Le Hasard du coin du feu, dialogue moral (par Crébillon fils). *La Haye,* 1763, in-12. — *Bibl. de Versailles.*

⁵ La Nuit et le Moment, ou les Matines de Cythère, dialogue (par Crébillon fils). *Londres,* 1755, in-12, fig.

Cet exemplaire, qui a fait partie de la bibl. de M. le baron J. Pichon, a été adjugé, dans la vente de cet amateur, au libraire Boone, de Londres, au prix de 350 fr.

⁶ Contes moraux, par Marmontel. *Paris, Merlin,* 1765, 3 vol. in-12, fig. de Gravelot. — *Bibl. de Versailles.*

⁷ Histoire de miss Jenny Revel, écrite et envoyée par elle à milady, comtesse de Roscomond, par Mᵐᵉ Riccoboni. *Paris, Brocas,* 1764, 2 vol. in-12.—*Bibl. de Versailles.*

⁸ Histoire d'Adélaïde de Dammartin, comtesse de Sancerre, et de M. le comte de Rancé, son ami, par Mᵐᵉ Riccoboni. *Paris, Humblot,* 1766, 2 vol. in-12.

⁹ Histoire de M. le marquis de Cressy, par Mᵐᵉ Riccoboni. *Paris, Humblot,* 1766, in-12. — *Bibl. de Versailles.*

¹⁰ Lettres de mistriss Fanny Butler à milord Charles-Alfred de Caitombridge, trad. de l'angl. par Adélaïde de Varençai. (Composé par Mᵐᵉ Riccoboni.) *Paris,* 1757 ou 1762, in-12. — *Bibl. de Versailles.*

¹¹ Lettres de milady Juliette Catesby à milady Henriette Campley, son amie, par Mᵐᵉ Riccoboni. *Amsterdam (Paris),* 1762, in-12. — *Bibl. de Versailles.*

ROMANS FRANÇOIS.

TABLETTE TRENTE-NEUVIÈME.

	Vol.	Prix. liv. s.	Reliure. liv. s.
Report. . . .	1080	3054 2	2802 15
ŒUVRES DE ROUSSEAU : HÉLOÏSE [1]	4	8 »	9 »
ŒUVRES DE ROUSSEAU : ÉMILE [2]	4	8 »	9 »
	1088	3070 2	2820 15
Deux exemplaires du Catalogue [3], *in-4°*	2	15 »	»
TOTAL. . .	1090	3085 2	2820 15

¹ La Nouvelle Héloïse, ou Lettres de deux amans, habitants d'une petite ville au pied des Alpes, recueillies et publiées par J.-J. Rousseau, nouvelle édition. *Neufchâtel et Paris, Duchesne,* 1764, 4 vol. in-12, fig. d'après Gravelot. — *Bibl. de Versailles.*

² Émile, ou de l'Éducation, par J.-J. Rousseau. *Amsterdam, Néaulme,* 1762, 4 vol. in-12, fig. de Gravelot. — *Bibl. de Versailles.*

³ Ces deux exemplaires du Catalogue, de 23 feuillets chacun, reliés de même que tous les volumes de la Bibliothèque, avec les armes et la devise, sont conservés parmi les mss. de la Bibliothèque de l'Arsenal, H. F., nᵒˢ 862 *bis* et *ter.* L'un, destiné spécialement à Mᵐᵉ Du Barry, est la copie au net de l'autre ; le titre est encadré d'une guirlande de fleurs, peinte à l'aquarelle, avec une corbeille de fleurs en guise de fleuron ; il y a quelques culs-de-lampe dessinés à la plume et teintés en couleur ; on remarque, au feuillet 4, le portrait de Louis XV, et, au feuillet 7, Apollon tenant sa lyre.

MÉMOIRE

*de ce qu'a coûté la Bibliothèque de Madame
la comtesse Du Barry.*

	liv.	s.
Achat de mille soixante-huit volumes, de toute grandeur	3008	»
Reliure des 1068 volumes, en maroquin rouge, doré sur tranche, avec les armes.	2812	13
Étiquettes des Tablettes du Cabinet. .	18	»
Étiquettes des Matières.	9	»
Fers des armoiries en grand et en petit.	42	»
Port des livres, de chez le relieur chez moi.	4	»
8 Caisses pour emballer les Livres. . .	36	9
Port des Caisses, de chez moi à la Messagerie.	4	»
Frais de voitures des Caisses, de Paris à Versailles.	37	»
Port desdites Caisses, de la Messagerie de Versailles au Château.	12	»
	5983	2

Nota. Nous avons trouvé 1090 volumes, dans le Catalogue, au lieu de 1068 portés seulement au *Mémoire*. Cette différence de chiffres provient d'une erreur de 20 volumes à la tablette quatrième et de 2 volumes à la tablette vingt-deuxième. Il s'ensuit que le prix d'achat des livres devait être de 3085 liv. 2 s., au lieu de 3008 liv., et la reliure de 2880 liv. 15 s., au lieu de 2812 liv. 13 s. Mais le libraire avait omis plusieurs ouvrages qu'on retrouvera dans l'Appendice.

APPENDICE.

I.

Livres entrés dans la bibliothèque de la comtesse Du Barry,

DEPUIS 1771.

1. LES POÉSIES DE MARTIAL DE PARIS, dit d'Auvergne. *Paris, Coustelier*, 1724, 2 vol. pet. in-8°, mar. r. fil. tr. d. Armes.

   Cet exemplaire a été détruit; il n'en reste que la reliure du second volume, appartenant à M. G. Grandin.

2. ŒUVRES DE J.-B. ROUSSEAU, nouvelle édition. *Paris,* 1753, 5 vol. pet. in-12, mar. v. fil. tr. d. Armes.

   Ce joli exemplaire, vendu 130 fr. à la vente T. S. . en 1851 (n° 489 du Catalogue), a figuré en 1870 dans la vente Potier (n° 960 du Catalogue), où il a été porté au prix de 205 fr.

3. TABLETTES DRAMATIQUES, contenant l'abrégé de l'histoire du Théâtre françois, l'établissement des théâtres à Paris, un dictionnaire des pièces

et l'abrégé de l'histoire des auteurs et des ac-
teurs, par le chevalier de Mouhy. *Paris, Jarry,*
1752, in-8°. — *Bibl. de Versailles.*

4. ROUGE VÉGÉTAL A L'USAGE DES DAMES, avec une
lettre à M*** sur plusieurs maladies des yeux,
causées par l'usage du rouge et du blanc, par
le Dr Deshais-Gendron. *Paris,* 1760, in-12. —
Bibl. de Versailles.

5. ŒUVRES DIVERSES DE J.-J. ROUSSEAU. *Neufchâtel,* 1764, 8 vol. in-12, portrait par de la Tour,
fig. d'après Gravelot. — *Bibl. de Versailles.*

6. Histoire de l'Afrique et de l'Espagne sous la
domination des Arabes, par Cardonne. *Paris, Saillant,* 1765, 3 vol. in-12. — *Bibl. de
Versailles.*

7. ENTRETIENS DE PHOCION SUR LE RAPPORT DE
LA MORALE AVEC LA POLITIQUE, trad. du grec de
Nicoclès, avec des remarques (par l'abbé de
Mably). *Amsterdam (Paris),* 1763 ou 1767,
in-12, mar. tr. d.

    Voy. plus loin le reçu du relieur Bisiaux.

8. LA RÉCRÉATION DES HONNÊTES GENS, OU OPUS-
CULES EN VERS, par M. de la M*** (Marchel).
Amsterdam et Paris, Fetil, 1770, in-8°, mar. vert
tr. d. Armes. — *Bibl. de Versailles.*

9. LE CHOUKING, un des livres sacrés des Chinois; ouvrage recueilli par Confucius, trad. e

enrichi de notes par le P. Gaubil, revu et cor-
rigé sur le texte chinois, accompagné de nouvelles notes, par Joseph de Guignes. *Paris*,
1770, in-4°, fig., mar. r. fil. tr. d. Armes.

Voy. ci-après les reçus du relieur Bisiaux.

0. HISTOIRE ANCIENNE DES PEUPLES DE L'EUROPE,
par le comte de Buat. *Paris, Desaint,* 1772,
12 vol. in-12, mar. r. tr. d. Armes sur le dos.
— *Bibl. de Versailles.*

La reliure de cet exemplaire avait coûté 36 liv. en
1789. Voy. plus loin les reçus du relieur Bisiaux.

1. LE BONHEUR, poëme en six chants, avec des
fragments de quelques épîtres, ouvrages posthumes de M. Helvétius (précédé de sa Vie, par
Saint-Lambert). *Londres,* 1772, in-8°, mar. vert,
tr. d. Armes sur le plat, avec la devise. —
Bibl. de Versailles.

2. ŒUVRES DE M. LE MARQUIS DE XIMENEZ, ancien mestre de camp de cavalerie, nouvelle
édition. *Paris,* 1772, in-8°, mar. vert, avec de
nombreuses dorures. — Dans le même volume :
Amalazonte, tragédie du même auteur. *Paris,
Jarry,* 1758. — *Bibl. de Versailles.*

Exemplaire de dédicace, avec une admirable reliure
de Pasdeloup ou de Derome.

3. LETTRES ET OBSERVATIONS A M. JANIN, maître
en chirurgie et oculiste de la ville de Lyon,

sur l'ouvrage qu'il vient de publier ayant pour titre : Mémoires et observations anatomiques, physiologiques et physiques sur l'œil ; par l'abbé Desmonceaux. *Amsterdam et Paris,* 1772, in-8°, mar. v. fil. tr. d. Armes sur les plats.

Cet exemplaire de dédicace, offert par l'auteur à Mme Du Barry, figure (n° 43) dans le *Catalogue d'un beau choix de livres anciens reliés en maroquin, avec armoiries,* dont la vente a eu lieu le mercredi 8 avril 1874, par les soins de M. Adolphe Labitte.

14. RECUEIL D'ANECDOTES, par M^mo de Laisse. *Amsterdam,* 1773, in-12. — *Bibl. de Versailles.*

15. CONTES MORAUX ET NOUVELLES IDYLLES de D. (Diderot) et Salomon Gessner (traduites par Meister). *Zurich,* 1773, in-4°, mar. r. fil. tr. d. Armes. — *Bibl. de Versailles.*

Exemplaire de dédicace.

M. J.-A. Le Roi a signalé ce beau volume, dans ses *Curiosités historiques,* où les notes sont consacrées à la description de la Bibliothèque de M^mo Du Barry.

« Le traducteur, dont le nom ne parut pas sur cette édition, dit-il, ne voulut cependant pas le laisser ignorer de Mme Du Barry, et dans l'exemplaire qu'il lui adressa, il ajouta une épître dédicatoire signée de lui. Cette épître, écrite par un habile calligraphe, est ainsi conçue :

De la beauté, les talents et les arts
   Chérissent tous l'aimable empire.
   Que l'Églogue au naïf sourire
  Arrête un instant vos regards !
   Comme vous, belle sans parure,
Elle doit tout aux mains de la Nature ;

Comme vous, elle a quelquefois,
Sous l'air d'une simple bergère,
Charmé les héros et les rois.
Même les dieux. Apollon, pour lui plaire,
Vint oublier l'Olympe à l'ombre de ces bois.
Quel dieu pour vous ne l'oublieroit de même,
Si de l'Amour la puissance suprême
Vous permettoit encore un choix?

Je suis avec le plus profond respect, Madame,
votre très-humble et très-obéissant serviteur,

MEISTER.

Meister était le secrétaire du baron Grimm.

Un autre exemplaire, absolument semblable, a figuré
dans la vente de M. le baron Pichon (n° 779 du Catalogue); il a été vendu 620 fr. à M. le comte de Villeneuve.

16. ALMANACH DES TROIS RÈGNES, en huit parties.
Première partie : Almanach de Flore (composé
par Douin, capitaine d'infanterie; texte gravé
par Drouet, ancien soldat d'infanterie; fleurs (48)
dessinées et gravées par Chevalier, lieutenant
d'infanterie). *Versailles, Blaizot,* 1774, in-24,
50 fig. en taille douce, coloriées d'après nature
avec le plus grand soin; mar. r. dent. tr. d.
Armes. — *Bibl. de Versailles.*

Exemplaire de dédicace.

« La beauté des dorures de ce petit volume, dit
M. J.-A. Le Roi, fait présumer que c'est encore un
cadeau offert à Mme Du Barry. Après le titre sont pla-
cées deux gravures en rouge. L'une représente un
tournesol regardant le soleil, avec cette devise :

L'astre est constant,
La fleur fidèle.

Allégorie se rapportant aux amours du roi et de la comtesse. L'autre offre le portrait de Mme Du Barry. Au dessous sont deux flèches croisées, avec un cœur et les vers suivants :

A la plus belle :

Je dormais ; le maître des dieux
Me dit : « Je sais ce que tu veux ;
Choisis ou déesse ou mortelle ,
Pour lui consacrer tes couplets.
— Quoi ! lui dis-je , une bagatelle ?
— Ne crains rien ; je te le permets.
— Je choisirai donc la plus belle. »

Curiosités historiques sur Louis XIII, Louis XI V, etc., Mme Dubarry, etc. (Paris, H. Plon , 1864, in-8°, p. 358.)

17. HISTOIRE DE LA MAISON DE BOURBON, par Desormeaux. *Paris, Imprimerie royale,* 1777-88, 5 vol. in-4°, fig., mar. r. fil. tr. d. Armes.

Voy. ci-après les reçus du relieur Bisiaux, qui ne relia que 4 volumes en 1789, mais on doit supposer que le cinquième volume fut relié plus tard.

18. TABLEAU DE L'HISTOIRE MODERNE, par le chevalier de Méhégan, nouvelle édition (revue et précédée d'une notice sur la vie de l'auteur, par Drouhet). *Paris, Saillant,* 1778, 3 vol. in-12, mar. r. fil. tr. d. Armes.

Voy. ci-après les reçus du relieur Bisiaux.

19. HISTOIRE DE LA VIE PRIVÉE DES FRANÇOIS , depuis l'origine de la nation jusqu'à nos jours, par Legrand d'Aussy. *Paris, Pierres,* 1782, 3 vol. in-8°, mar. r. tr. d. Armes sur le dos. — *Bibl. de Versailles.*

20. HISTOIRE PHILOSOPHIQUE ET POLITIQUE DES ÉTA-
BLISSEMENTS ET DU COMMERCE DES EUROPÉENS
DANS LES DEUX INDES, par Guillaume-Thomas
Raynal. *Neufchâtel, libraires associés,* 1783,
10 vol. in-8°, mar. vert bouteille, filet, bordures, tr. d. Armes sur le dos. — *Bibl. de Ver-*
sailles.

La reliure de cet exemplaire avait coûté 45 liv. en
1789. Voy. plus loin les reçus du relieur Bisiaux.

21. TÉLÈPHE, en douze livres (par Pechméja). *Lon-*
dres et Paris, Pissot, 1784, in-8°, mar. r., tr. d.
Armes sur le dos. — *Bibl. de Versailles.*

22. LETTRES SUR L'ÉGYPTE, par Savary. *Paris,*
Onfroy, 1785, 3 vol. in-8°, fig., mar. r. tr. d.
Armes sur le dos. — *Bibl. de Versailles.*

23. ŒUVRES COMPLÈTES D'HOMÈRE, traduction nouvelle dédiée au Roi, avec des notes littéraires,
historiques et géographiques, suivies des imi-
tations des poëtes anciens et modernes, par
M. Gin. *Paris, imprimerie de Didot l'aîné,* 1786,
4 vol. gr. in-4°, pap. vél., fig. par Marillier,
grav. par Dambrun, Delignon, de Ghendt, etc.,
avant la lettre, mar. citron, tr. d. Armes sur le
dos. — *Bibl. de Versailles.*

La reliure de ce bel exemplaire avait coûté 48 liv.
en 1790. Voy. plus loin le reçu du relieur Bisiaux.

24. MÉMOIRES D'ANNE DE GONZAGUE, princesse Pa-
latine (par Sénac de Meilhan). *Londres et Paris,*

11

veuve Valade, 1786, in-8°, mar. r. fil. tr. d. Armes.

Voy. plus loin le reçu du relieur Bisiaux.

25. THÉATRE DES GRECS, par le P. Brumoy, nouvelle édition, enrichie de très-belles gravures et augmentée de la traduction entière des pièces grecques dont il n'existe que des extraits dans toutes les éditions précédentes, et de comparaisons, d'observations et de remarques, par MM. de Rochefort et Du Theil. *Paris, Cussac,* 1785, 13 vol. in-4°, fig., mar. r., tr. d. Armes sur le dos. — *Bibl. de Versailles.*

26. ŒUVRES POSTHUMES DE FRÉDÉRIC II, roi de Prusse. *Berlin, Woss et Decker,* 1788, 15 vol. in-8°, mar. fauve, tr. d. Armes sur le dos. — *Bibl. de Versailles*

La reliure de cet exemplaire avait coûté 67 liv. 10 s. Voy. plus loin les reçus du relieur Bisiaux.

27. LES HÉROÏDES ET LES FASTES D'OVIDE, traduits en vers françois (par le cardinal Jean de Dieu Raymond de Boisgelin de Cucé). *Philadelphie (Paris, impr. de Pierres),* 1786, 2 tom. gr. in-8°, pap. vélin, mar. r. fil. tr. d. Armes.

Voy. ci-après les reçus du relieur Bisiaux.

28. LES LOISIRS D'UN MINISTRE, OU ESSAIS DANS LE GOUT DE CEUX DE MONTAGNE, composés en 1736, par le marquis d'Argenson. *Liége, Plomteux,*

1787, 2 vol. in-8º, veau vert, tr. d. Armes sur le dos. — *Bibl. de Versailles.*

29. ÉLOGE DU ROI DE PRUSSE (FRÉDÉRIC II), par l'auteur de l'*Essai général de Tactique* (de Guibert). *Londres*, 1787, in-8º, mar. r. fil. tr. d. Armes.

Voy. ci-après les reçus du relieur Bisiaux.

30. ÉLOGE HISTORIQUE DE L'ABBÉ MABLY, par l'abbé Brizard. *Paris, Demonville,* 1787, in-8º, mar. r. fil. tr. d. Armes.

Voy. ci-après les reçus du relieur Bisiaux.

31. CONSTITUTION DE L'ANGLETERRE, OU ÉTAT DU GOUVERNEMENT ANGLOIS, comparé avec la forme républicaine et les autres monarchies de l'Europe, par Delolme. *Genève, Barde,* 1787, 2 vol. in-8º, v. porphyre, tr. d. Armes sur le dos. — *Bibl. de Versailles.*

La reliure de cet exemplaire avait coûté 5 liv. en 1789. Voy. ci-après les reçus du relieur Bisiaux.

32. GALERIE UNIVERSELLE DES HOMMES QUI SE SONT ILLUSTRÉS DANS L'EMPIRE DES LETTRES (par le comte de la Platière). *Paris, Bailly,* 1787, 8 vol. in-4º, portraits à la manière noire; demi-rel., dos de mar. Armes sur le dos.

Voy. plus loin le reçu du relieur Bisiaux.

33. ZOROASTRE, CONFUCIUS ET MAHOMET, compa-
rés comme sectaires, législateurs et moralistes,
avec le tableau de leurs dogmes, de leurs lois et
de leur morale, par de Pastoret. *Paris, Buisson,*
1787, in-8°, mar. Armes sur le dos.

Voy. plus loin le reçu du relieur Bisiaux.

34. MOÏSE CONSIDÉRÉ COMME LÉGISLATEUR ET COMME
MORALISTE, par de Pastoret. *Paris, Buisson,*
in-8°, mar. Armes sur le dos.

Voy. plus loin le reçu du relieur Biziaux.

35. OBSERVATIONS SUR L'HISTOIRE DE FRANCE, par
l'abbé de Mably. Édition continuée jusqu'au
règne de Louis XIV (par Rulhière) et précédée
de l'Éloge de l'auteur, par Brizard. *Kehl,* 1788,
6 vol. in-12, mar. r. tr. d. Armes sur le dos.

Voy. plus loin le reçu du relieur Bisiaux.

36. DE LA MONARCHIE PRUSSIENNE SOUS FRÉDÉRIC
LE GRAND; avec un appendice contenant des
recherches sur la situation actuelle des principales contrées de l'Allemagne, par le comte de
Mirabeau. *Londres (Paris, Lejay),* 1788, 4 vol.
in-4°, avec un Atlas composé de 10 cartes géographiques, par Mentelle, de 200 tableaux et
de 93 pl., mar. fil. tr. d. Armes. L'Atlas en
demi-reliure, dos de mar.

Voy. le reçu du relieur Bisiaux.

37. DES DROITS ET DES DEVOIRS DU CITOYEN (par
l'abbé de Mably). *Kehl*, 1789, in-8°, mar. r.
tr. d. Armes.

Voy. le reçu du relieur Bisiaux.

38. CORRESPONDANCE SECRÈTE, POLITIQUE, ET LIT-
TÉRAIRE, ou Mémoires pour servir à l'histoire
des cours, des sociétés et de la littérature, en
France, depuis la mort de Louis XV (par
Métra). *Londres (Nieuwied)*, 1789-90, 14 vol.
in-12, veau vert. Armes sur le dos. — *Bibl. de
Versailles.*

Cet extrait analytique d'un recueil périodique (la
Correspondance littéraire secrète, de Nieuwied, année
1774 et suiv.), dans lequel il était si souvent question
de Mme Du Barry à l'époque de sa grande faveur, a
été continué jusqu'au dix-huitième volume.

11.

II.

Livres et journaux
acquis par la comtesse Du Barry,

DEPUIS 1771.

I.

Je reconnois avoir receu de Monsieur Morin, à l'aquit de Madame la comtesse Du Barry, la somme de 27 livr. pour la 48e et 49e livraison des Vues de France, ce 7 décembre 1788.

L'ÉPINE.

II.

Quittance du Bureau central des gazettes étrangères,
à Paris, rue du Bout-de-Monde, n° 35.

Gazette de Leyde. . . . . 36 liv.

J'ai reçu, de Madame la comtesse Du Barry, à Louveciennes près Marly, la somme de trente

livres pour une année d'abonnement de la Gazette
ci-dessus, à commencer au premier ordinaire du
mois d'avril prochain (qui ne peut arriver à Paris
que vers le 11 ou le 12 dudit mois), pour finir
au dernier ordinaire du mois de mars mil sept
cent quatre-vingt-dix.

Pour M. Delorme.

Plus, reçu trois livres pour les feuilles de ce
mois.

Heluin Demontlord.

III.

Reliures faites
pour la comtesse Du Barry,

Par BISIAUX, depuis 1771.

I.

Histoire ancienne des peuples de l'Europe, 12 vol. in-12, en mar. rouge. .	36	liv.
Tableau de l'Histoire moderne, 3 vol. *id.*	9	»
Tome 1er de l'Histoire des Empereurs, in-12, *idem*	3	»
Tome 21 des Hommes illustres, *idem.* .	3	»
Tome 5 de l'Histoire de Stuart, *idem.* .	3	»
12 volumes de l'Histoire moderne. . . .	36	»
10 volumes de l'Histoire du Bas-Empire.	30	»
4 volumes de l'Histoire de France. . . .	12	»
4 volumes de la Maison de Bourbon, in-4°.	40	»
	172	liv.

Recu comptant à Paris, ce 13 avril 1789.

P.-J. Bisiaux.

II.

	liv.	s.
Monarchie prussienne, 4 vol. in-4°, mar.	36	»
L'Atlas de ladite Monarchie, demi-rel. dos de mar.	2	10
Confucius, in-4°, maroquin.	9	»
Galerie universelle, 8 vol. in-4°, demi-rel. dos de mar.	20	»
Œuvres du Roi de Prusse, 15 vol. in-8°, mar.	67	10
Fastes d'Ovide, 2 vol. *idem.*	9	»
Éloge du roi Prusse, in-8°, *idem.*	4	10
Mémoire d'Anne de Gonzague, *idem.*	4	10
Moyse législateur, *idem.*	4	10
Zoroastre, in-8°, *idem*	4	10
Éloge de Mably, *idem.*	4	10
Observation sur l'Histoire de France, 6 vol., mar.	18	»
Entretiens de Phocion, in-12, *idem*	3	»
Devoir d'un citoyen, in-12, *idem.*	3	»
	190	10

Je sousigné reconnois avoir reçu de Monsieur l'abbé de Conti Margicourt, pour Madame la comtesse du Barry, la somme de cent quatre-vingt-dix livres dix sols, à Paris, ce 5 juillet 1789.

P.-J. BISIAUX.

III.

Histoire philosophique, 10 vol. maroquin
vert bouteille, filet, bordures . . . . . 45 liv.
Constitution de l'Angletaire, 2 vol. in-8°,
veau porphyre, doré sur tranche, filet
bordure . . . . 5 »
_____
50 liv.

Reçu comptant le montant du présent mémoire,
à Paris, ce 2 novembre 1789.

P.-J. BISIAUX.

IV.

Les Œuvres d'Homère, 4 vol. in-4°, grand
papier, maroquin citron. . . . . 48 liv

Recu comptant à Paris, ce 24 may 1790.

P.-J. BISIAUX.

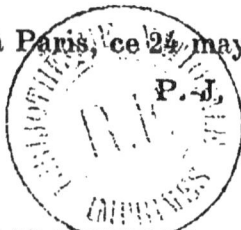

FIN DE L'APPENDICE.

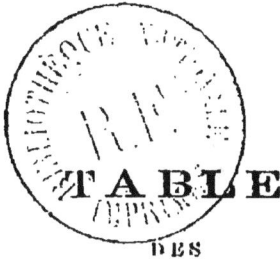

TABLE

NOMS D'AUTEURS, OU TRADUCTEURS, OU ÉDITEURS

ET DES OUVRAGES ANONYMES [1].

A.

ABBADIE (J.). Traité de la vérité de la religion, 89.

Abrégé chronologique de l'histoire des Juifs. Voy. CHARBUY.

ADAM (Jacques). * Mémoires du comte Raimond de Montecuculli, trad. de l'italien, 17.

ADLERFELD (Ch.-M.). * Traduction de l'Histoire militaire de Charles XII, 15.

ADLERFELD (Gustave). Histoire militaire de Charles XII, 15.

ALEMBERT (d'). * Histoire de l'établissement des moines mendiants, 15.

— * Mélanges de littérature, 4.

AMELOT DE LA HOUSSAYE. Réflexions, sentences, 51.

Amours de Henri IV, 103.

ANDRÉ (le P.). * Discours. Voy. les *Grâces.*

Anecdotes de la cour de Philippe Auguste. Voy. Mlle de LUSSAN.

Annales historiques et périodiques. Voy. RENAUDOT.

ANTELMY(d') *Traduction du Messie, de Klopstock, 85.

[1] Cette Table reproduit, sans aucune addition complémentaire, les noms d'auteurs et les titres d'ouvrages cités dans les détails bibliographiques qui accompagnent le Catalogue des livres de Madame Du Barry. Les chiffres renvoient aux pages de ce catalogue ; la lettre A correspond à l'Appendice ; l'astérisque désigne les ouvrages anonymes, dont les titres sont classés alphabétiquement dans la Table avec les noms propres.

12

12.

G.

GAILLARD. Histoire de François Iᵉʳ, 19.

GARNIER. Continuation de l'Histoire de France, de Velly, 19.

GAUBIL (le P.). Traduction du Chouking de Confucius, A. 116.

GERVAISE (l'abbé). Histoire de Suger, 21.

GESSNER (Salomon). Œuvres, 85.

— Contes moraux et nouvelles idylles. A. 118.

GIANNONE (P.). Histoire du royaume de Naples, 29.

GIN. Traduction des Œuvres d'Homère, A. 121.

GODDONESCHE. * Médailles du règne de Louis XV, 33.

GODEFROY (Denys). Édition des Mémoires de Commines, 31.

GONDOT. * Prix de la Beauté, 77.

GONZAGUE (Anne). Mémoires. Voy. SENAC DE MEILHAN.

GOUJET (l'abbé). * Traduction de l'Histoire de Laurent de Médicis, de Valori, 21.

— * Édition des Mémoires du duc de Rohan, 23.

— Bibliothèque françoise, 47

Grâces (les). Recueil, 77.

GRÉCOURT (l'abbé). Œuvres diverses, 79.

GRESSET. Œuvres, 79.

GRIFFET (le Père). Histoire de Louis XIII, 29.

GRIGNAN (Mᵐᵉ de). Lettres, 43.

GROZELIER (l'abbé). Fables, 79.

GUEUDEVILLE. * Traduction de l'Éloge de la Folie d'Érasme, 51.

GUIBERT. * Éloge du roi de Prusse. A. 122.

GUIGNES (Jos. de). Édition du Chouking de Confucius, A. 116.

H.

HALLER. Poésies, 85.

HAMILTON (comte A.). Mémoires du comte de Grammont, 107.

— Œuvres diverses, 107.

Hasard du Coin du feu. Voy. CRÉBILLON fils.

HÉLIODORE. Amours de Théagène et Chariclée, 95.

HELVÉTIUS. Le Bonheur, A. 117.

HÉNAULT (le président). Nouvel Abrégé chronologique de l'histoire de France, 29.

HEYWOOD (Mistriss). L'Étourdie, 97.

13

FIN DE LA TABLE DES AUTEURS.

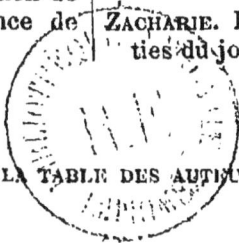